Kirsten Hermes

Wellness und Medical Wellness

Vom Gesundheitskonzept zum Lifestyleprocukt

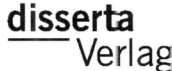

Hermes, Kirsten: Wellness und Medical Wellness: Vom Gesundheitskonzept zum Lifestyleprodukt, Hamburg, disserta Verlag, 2015

Buch-ISBN: 978-3-95425-862-8
PDF-eBook-ISBN: 978-3-95425-863-5
Druck/Herstellung: disserta Verlag, Hamburg, 2015

Coverbild: Pixabay

Bibliografische Information der Deutschen Nationalbibliothek:
Die Deutsche Nationalbibliothek verzeichnet diese Publikation in der Deutschen Nationalbibliografie; detaillierte bibliografische Daten sind im Internet über http://dnb.d-nb.de abrufbar.

© disserta Verlag, Imprint der Diplomica Verlag GmbH
Hermannstal 119k, 22119 Hamburg
http://www.disserta-verlag.de, Hamburg 2015
Printed in Germany

Danksagung

Die vorliegende Untersuchung ist in einem aus der Retrospektive gesehenen Prozess der steten Beobachtung eines mittlerweile gewachsenen Alltags-Phänomens entstanden, das mir manches Mal wie ein Garten voller exotischer Blüten mit fast monatlich wechselndem Angebot an „Neuerscheinungen" vorkam.

Ich bedanke mich für Menschen und Situationen, die meine Sicht der Dinge in dieser Zeit mit diesem Thema durch anregende Gespräche und Diskussionen bereichert und geformt haben.

Besonderer Dank geht an Prof. Dr. Dr. Karl-Heinz Wehkamp für Zeit und Muße, alle seinerzeitig fachlich Beteiligten, Dalia Bouhlkemair, Konstanze Arens und Frank Dehnke für die persönliche und kreative Unterstützung und natürlich Kay und meinen Vater.

Kirsten Hermes

Inhaltsverzeichnis

Abbildungs- und Tabellenverzeichnis

Tabelle

Prolog

Wer mit dem Begriff „Wellness" nur „Wohlfühlen" und „gemütliche Behaglichkeit" verbindet, Zustände also, die teils als spießig, teils als luxuriös, teils als beides erscheinen mögen, wird geneigt sein, den Begriff als oberflächlich und das mit ihm bezeichnete Phänomen als bestenfalls sympathisch, aber doch überwiegend „weniger ernsthaft" einzuschätzen. Als Gegenstand eines seriösen wissenschaftlichen Interesses scheint sich das Thema kaum zu eignen. Eher legt die Herkunft des Begriffs aus dem Englischen und seine kulturelle Zuordnung zu den USA die Vorstellung nahe, es hier mit einem Marketing - Begriff zu tun zu haben, hinter dem sich primär wirtschaftliche Interessen verbergen, keineswegs aber eine für heute und die Zukunft relevante „Philosophie" der postindustriellen Welt.

Die Lektüre der vorliegenden Schrift von Kirsten Hermes hinterlässt eine andere Einschätzung. „Wellness" steht für ein gesellschaftlich, gesundheitlich und vor allem auch ökonomisch starkes, bedeutendes Phänomen, dem nicht wenige Ökonomen, Gesundheitswissenschaftler und Zukunftsforscher eine entscheidende Rolle für die wirtschaftliche und gesellschaftliche Entwicklung der modernen Welt zuschreiben.

„Wellness" ist mehr als die „subjektive Seite der Gesundheit", mehr als „gefühlter Zustand von Wohlbefinden". Es steht für einen zusammengesetzten Komplex verschiedenster Phänomene entwickelter Gesellschaften. Es geht um Weiterentwicklung und Differenzierung dessen, was man bislang mit einem einzigen Begriff „Gesundheit" gemeint hat. Es geht um Lebenskunst, Glück und Selbstverwirklichung in einer säkularen, aber keineswegs unspirituellen Welt. Es geht um Prävention von Krankheit und Gebrechlichkeit, um Gesundheitsförderung, um Rehabilitation und um Differenzierungen von Medizin und Heilkunde. Schließlich geht es um eine vitale wirtschaftliche Kraft, der eine entscheidende Bedeutung für die Entwicklung der Weltwirtschaft beigemessen wird.

Kirsten Hermes stellt die verschiedenen Aspekte von "Wellness" sehr anschaulich und überzeugend dar. Sie führt das Thema in den deutschsprachigen wissenschaftlichen Diskurs ein. Damit legt sie einen wichtigen Grundstein für weitere Entwicklung, Forschung und Theoriebildung dieses Phänomens, das freilich nicht nur neu ist, das nicht exakt definierbar sein wird (ebenso wie die Begriffe von Gesundheit und Krankheit) und das möglicherweise noch unglücklich bezeichnet ist.

Aus historischer Sicht ließe sich freilich mancher Einwand, mancher Hinweis und manche Ergänzung rechtfertigen. Wichtiger aber sind die vielschichtige Beleuchtung des Phänomens durch die Autorin. Dabei entstand bei mir die Einschätzung, dass wir es keineswegs nur mit einem Import und einer Adaption amerikanischer Modeströmungen zu tun haben, sondern dass viele Linien der europäischen Geistes- und Kulturgeschichte hier eingearbeitet sind.

Ich möchte hier nur kurz auf Friedrich Nietzsche und den zeitgenössischen Michel Foucault hinweisen. Nietzsche's Ausführungen in „Die fröhliche Wissenschaft" als Motto des „Wellness-Phänomens" zu betrachten mag verwegen erscheinen, und doch findet sich ein gemeinsamer Kern genau dort, wo der objektiven Undefinierbarkeit der Gesundheit die Vielfalt der Gesundheiten auf der Ebene individuellen Erlebens entgegen gehalten wird: „Es kommt auf dein Ziel, deinen Horizont, deine Kräfte, deine Antriebe, deine Irrtümer und namentlich auf die Ideale und Phantasmen deiner Seele an, um zu bestimmen, was selbst für deinen Leib Gesundheit zu bedeuten habe. Somit gibt es unzählige Gesundheiten des Leibes ..." (F. Nietzsche, Die fröhliche Wissenschaft, S. 136, Stuttgart 1986, Kröner; Erstveröff. 1886).

Allzu lange hatte der unendlichen Liste der Krankheiten nur eine einzige „Gesundheit" entgegen gestanden, allzu lange musste entschieden werden, ob ein Mensch denn nun gesund oder krank sei. „Wellness" steht für wichtige Lebensziele für Menschen mit beiden Etiketten, Gesundheit und Krankheit. Beide müssen sich im realen Leben ja keineswegs kategorisch ausschließen, können sich verschachteln. Die herkömmlichen Begriffe greifen zu kurz für eine sich zunehmend differenzierende Welt. Dann sucht das Neue nach neuen Begriffen- und einer davon ist „Wellness".

„Wellness" ist schließlich schon vom Ansatz her ungeeignet für Versuche ‚objektiver' Zuschreibung, wie es für Gesundheit und Krankheit zur Aufgabe und zum Privileg der ärztlichen Profession gemacht wurde. Sie passt nicht – in den Worten Foucaults- in die Episteme der traditionellen Humanwissenschaften, deren Nähe zu Staat und Wohlfahrtssystemen Wissen stets auf die Praxis akademisierten Professionen zugeschnitten hat. „Wellness" ist ein Konzept von Menschen, die sich um sich selbst kümmern, freilich eher im Sinne einer „Ethik des Selbst" als im Sinne eines asozialen Egoismus.

Es sind soziale Bewegungen, deren Ziel das gute Leben ist, welches nicht von einer Kranken- oder Sozialversicherung erreicht werden kann. Menschen kümmern sich um sich, um ihr Wohlbefinden, alleine und in Gemeinschaft. Dabei kommen die sozialmedizinischen Ideen der Antike (Hygiene, Diätetik, Ökonomik, Lebenskunst) und das mittelalterliche Konzept des „Gartens der Gesundheit" (H. Schipperges, der Garten der Gesundheit) ebenso wieder zur Geltung wie manche gesundheitsfördernde Idee aus der

Welt der sozialen Revolutionen des 19. Jahrhunderts. Bewegung, Ernährung, Umweltgestaltung, Ästhetik, Spiritualität und Erfahrung von Gemeinschaft leisten Beiträge zum „guten Leben".

Freilich werden sie auch kommerziell ausgebeutet, mehr noch, zum Gegenstand systematischer Entwicklung von Dienstleistungen und Produkten unterschiedlicher Qualität. Aber suchen wir nicht nach Möglichkeiten sinnvoller gesellschaftlicher Betätigung? Und ist es nicht naheliegend, dass angesichts der immensen Forschungs- und Entwicklungspraxis die Möglichkeiten der Entwicklung von „Annehmlichkeiten" des Lebens weit über das hinaus gehen, was von einem „Gesundheitswesen" mit seinen Leitbegriffen „Gesundheit und Krankheit" sinnvoller Weise organisiert und finanziert werden kann?

„Wellness" wird im Kern außerhalb der großen Systeme der Sozialversicherung bleiben. Sie bleibt Thema der Eigeninitiativen und der Selbstverantwortung. Freilich wird sie stets auch über Märkte bedient und gesteuert. Es wird deshalb von den Möglichkeiten einer gerechten Gesellschaft und letztendlich von einer mit den Menschenrechten übereinstimmenden Globalisierung abhängen, ob „Wellness" zum Luxus der Privilegierten gehört, die in einer Insel des Wohlstands inmitten von Elend, Terrorismus und Krieg ihr „gutes Leben" zu führen suchen, oder ob sich mit diesem Begriff ein Beitrag für eine „bessere Welt" gestalten lässt.

Noch einmal Nietzsche:" Bei allem Philosophieren handelte es sich bisher gar nicht um ‚Wahrheit', sondern um etwas anderes, sagen wir um Gesundheit, Zukunft, Wachstum, Macht, Leben..." (ebd. S.7). In diesem Sinn gelesen ist der Beitrag von Kirsten Hermes ein Gewinn.

Prof. Dr. Dr. Karl-Heinz Wehkamp
Universität Bremen FB 11

Literatur:
Friedrich Nietzsche, Die fröhliche Wissenschaft, Stuttgart 1986
Heinrich Schipperges, Der Garten der Gesundheit, München 1990
Michel Foucault, Die Ordnung der Dinge, Frankfurt/Main 1974

Abstract

Medical Wellness, a created and only in Germany used term, tries to get closer with the emphasis on a medical character against the inflatory use of "wellness" in Germany to the American sounded original wellness concept. The wellness concept shows remarkable similarity to the WHO lifestyle concept, the health promotion concept as formulated in the Ottawa Charta and to the concept of Salutogenese by Antonovsky. But, Medical Wellness as an attempt of an adaption does not meet the conditions of the original wellness concept because in trying to reach a specific affluent crowd, instead of the intention to an achievement for everybody, whether ill or not. Therefore, from a public health view, Medical Wellness is just another product of growing health markets in Germany.

Zusammenfassung

Medical Wellness, ein nur in Deutschland entwickelter und verwendeter Begriff, versucht mit der Betonung auf das medizinale dem inflationären Gebrauch von Wellness in Deutschland entgegen, und dem ursprünglich fundierten US-amerikanischen Wellnesskonzept wieder näher zu kommen. Das Wellnesskonzept weist große Ähnlichkeiten zum Lebensweisenkonzept der WHO, dem Gesundheitsförderungskonzept wie es in der Ottawa Charta formuliert wurde und auch dem Salutogenesekonzept nach Antonovsky auf. Jedoch wird auch Medical Wellness nicht dem Original und damit einer gelungenen Adaption gerecht, da sich die Angebote zumeist an eine bestimmte selbstzahlende Klientel im Gegensatz zur Intention des US-amerikanischen Wellnesskonzepts mit der Erreichbarkeit für jeden, ob erkrankt oder gesund, richten. Medical Wellness ist von daher aus einer Public Health Sicht als ein weiteres Produkt wachsender Gesundheitsmärkte in Deutschland zu betrachten.

1. Einleitung

10 Jahre nach der hier folgenden seinerzeitigen Untersuchung einer wissenschaftlich ausgelegten Frage gehört der Begriff Wellness beinah schon zum „normalen" Lifestyle eines jeden und ist längst im umgangssprachlichen Gebrauch angekommen.

Die Begrifflichkeit Wellness wird immer noch gern als Marketingtrick genutzt, um die verschiedensten Produkte und Dienstleistungen zu etablieren, wenn man einmal in den eigenen Bad- oder Kühlschrank schaut.

Seit längerem gibt es ebenso einige dynamische Definitionsprozesse zur Begrifflichkeit des Schlagwortes Medical Wellness, wobei die Grenzen zur kurativen Medizin mittlerweile bereits verschwommen wirken[1]. Bestrebungen, sich von anderen Gesundheitsförderungs- und Lebensstilkonzepten mit wissenschaftlichem Bezug abzugrenzen, stellen damit auch die Möglichkeit der Generierung eigener Markenfindungen dar. Gleichzeitig möchte man sich auch von unseriösen Angeboten eines mittlerweile recht unübersichtlichen Gesundheitsmarktes abheben, nachdem ebenso immer häufiger in jüngster Vergangenheit das Wort „Wellnepp" zur Umschreibung von negativen Erlebniserfahrungen, unhygienischen Zuständen und Behandlungen in ebenso unansehnlichen Einrichtungen aufgetreten ist und teilweise auch branchenschädigend wirkte.

Die aktuelle Zusammenarbeit von Verbänden und individuellen Anbietern von Wellnessangeboten wie Hotels und Kliniken mit Medical Wellnessangeboten, zielt nicht nur auf navigierte Hilfestellung bei der Suche von Gesundheitsdienstleistungen und Gesundheitsprodukten für zahlende Kunden, sondern auch auf ein großes Repertoire von Instrumentarien der Qualitätskontrolle zur Einhaltung der selbst entwickelten Standards auf dem Gesundheitsmarkt, ebenso wie auf die Wiederherstellung des eigenen Rufs.

Die Begrifflichkeit des Medical Wellness in Deutschland steht meines Erachtens jedoch weiterhin weit hinter der ursprünglichen Absicht von Wellness und leitet wiederum zu meiner seinerzeitigen Fragestellung.

Der nachfolgende Inhalt der Untersuchung von 2004 stellte die Frage, ob die Adaption von Wellnesskonzepten, verstanden als ein ganzheitlich nordamerikanisches Gesundheitsförderungs- und Lebensstilkonzept, am Beispiel von Medical Wellness in Deutschland gelungen ist.

---

[1] Siehe Definitionen der ARGE Medical Wellness unter http://www.arge-medicalwellness.de/praeambel.php und des Deutschen Medical Wellness Verbands unter http://www.dmwv.de/medical_wellness/begriff.html Zugriffe jeweils 10.10.2014

Was wäre heute ein beginnender Morgen ohne eine Dusche mit dem neuen Wellness-duschgel, welches ein „Wohlfühlerlebnis" laut Etikett verspricht? Danach in die Wellness-socken und bei Wellnessmusik wird ein gesundheitsfördernder Wellnessjoghurt, -brot und -saft zum Frühstück verzehrt. Das Wochenende und auch der Urlaub wird, wenn das Ein-kommen es erlaubt, in einem exklusiven Wellnesshotel bei entspannenden und zugleich vitalisierenden Wellnessanwendungen verbracht. Oder am besten gleich in einen Ge-sundheitsurlaub mit einem sog. „Medical-Wellness Paket" [2], wie es ein ganz neuer Reise-prospekt verspricht?

Der Begriff Wellness ist heute zu einer universellen Alltagsvokabel und einem Lifestyle-phänomen geworden. Einerseits versucht der Begriff eine banale Dusche zu einem bewussten Erlebnis aufzuwerten, andererseits unterstreicht der Wellnessbegriff dabei aber auch eine Betonung auf das Besondere wie z. B. bei einem „Wohlfühlwochenende".

Aber was ist das eigentlich, was da so vollmundig versprochen wird? Welche Definition und welche Konzepte stehen mit welchem Ziel hinter dem Begriff Wellness? Deckt sich die Intention, die im nordamerikanischen Wellnessmodell verfolgt wird, mit den adaptierten Konzepten in Deutschland? Ist Wellness heute nur für gesunde, gutsituierte Menschen, die nun durch „Medical Wellness" noch gesünder und /oder schöner werden wollen, oder kann auch der übergewichtige Rentner nach überstandener Bandscheibenoperation ein „Medical Wellness" Angebot bei der anschließenden Rehabilitation oder Kur in Anspruch nehmen? Ist der dabei vor allem in Deutschland verwendete Begriff „Medical Wellness" als ein erneutes Marketingprodukt des ohnehin unscharf begrenzten Wellnessmarktes anzusehen, oder wird hier gar versucht, die kurative Medizin im Zuge eines sich verändernden Krankheits- und Gesundheitsbegriffs in einer „Gesundheitsgesellschaft" (Kickbusch 2003a, S. 1) mit dem Wellnessbegriff zu „relaunchen" [3]? Wie ist zudem die aktuelle Verquickung von Medizin und Wellness aus Sicht der Intention der ursprünglich nordamerikanischen Wellnessphilosophie einzu-schätzen?

Ziel der vorliegenden Arbeit ist, diese Fragen zu beantworten und „medical wellness" dabei exemplarisch vorzustellen.

Die Arbeit stellt im ersten Teil den theoretisch fundierten Rahmen von Gesundheit[4] und Gesundheitsförderung aus der „klassischen" Perspektive und Wellness[5] als eine Möglich-keit der Erweiterung dessen dar. Sie versucht weiter, einer Begriffsklärung sowie einer

---

[2] Exemplarisches Angebot im Katalog: Wellness-Hotels in Deutschland 2004, S. 53
[3] Anglophoner Begriff aus dem Bereich des Managements für ein erneutes Ingangsetzen.
[4] Ich stütze mich dabei auf die von der Weltgesundheitsorganisation (WHO) deklarierte Definition von Gesundheit, die in dieser Arbeit grundlegend verwendet wird.
[5] Der Begriff „Wellness" wird oft mit dem deutschen Wort „Wohlbefinden" gleichgesetzt, was m. E. bei den hier aufgezeigten Aspekten zu undifferenziert ist. Ich behalte den amerikanischen Ausdruck aufgrund dessen bei.

Präzisierung des Begriffs „Wellness" inklusive Ab- und Begrenzungen mit interventionellen Gesundheitsförderungsmodellen und –konzepten nachzugehen.

Im zweiten Teil folgt eine Beschreibung von Wellness in den USA, der Entstehung und der Verbreitung von Wellnessprogrammen in der betrieblichen Gesundheitsförderung in Unternehmen. Hierbei werden Hauptaspekte von Wellness- und Gesundheitsförderungsprogrammen sowie Evaluationsergebnisse nordamerikanischer Unternehmen vorgestellt. Ein kurzer Vergleich zwischen der US- amerikanischen und deutschen Gesundheitssystemen und dessen betrieblicher Gesundheitsförderung leitet zur Problematik der transnationalen und –kulturellen Übertragbarkeit von Wellness auf Deutschland hin.

Wie Wellness sich in Deutschland verortete und in welchen Erscheinungsformen und unter Einfluss welcher gesellschaftlicher Trends es dabei auftritt, wird im dritten Teil vorgestellt. Die Begrifflichkeit und Begrenzung des „Medical Wellness" von Wellness, deren wichtigste Inhalte sowie Ziele und Zielgruppen und Angebote im gesundheits-touristischen Kontext der entstehenden Gesundheitsmärkte, bildet dabei den zweiten Hauptteil.
Die Zusammenfassung und die Schlussfolgerung befassen sich mit den Fragen des Medical Wellness Begriff und deren Definitionen in Bezug zum ursprünglich nordamerikanischen Wellnesskonzept, sowie welche möglichen Konsequenzen sich daraus für die Gesundheitsförderung bei aktueller Gesundheitspolitik in Deutschland ergeben könnten.

Die Recherche zu den genannten Themenkomplexen wurde zu einem Großteil in der Datenbank „Medline" bezüglich der Begriffe „wellness" und „corporate wellness" vorgenommen. Ebenfalls wurden Datenbanken der Bibliothek der Hochschule für angewandte Wissenschaften Hamburg (HAW), der Staats- und Universitätsbibliothek Hamburg, sowie umfangreiche Internetrecherchen zum Suchbegriff „Wellness", „Medical Wellness" und „Spa" durchgeführt. Weitere Artikel zum Thema konnten gefunden werden, indem die Literaturverzeichnisse relevanter Artikel durchsucht und Gespräche mit Personen, die in diesem Bereich beispielsweise mit der Erstellung von Qualitätskriterien im Wellnessbereich arbeiten, geführt wurden.

2. Die Grundlagen: Gesundheit, Gesundheitsförderung und Wellness

Im Umfeld von Gesundheit und Wohlergehen hat kaum ein anderer Neoanglizismus in den letzten Jahren zu so kontroversen Reaktionen und Bewertungen wie der Begriff „Wellness" geführt. Vor allem in Deutschland ist dabei durch die mittlerweile ständige Präsenz des Themas in den verschiedensten Medien der Eindruck entstanden, dass Wellness ein Lifestyletrend sei, der zwar von gering wissenschaftlichem Wert, jedoch auch synonym für Gesundheit und Gesundheitsförderung genutzt wird.

In diesem Abschnitt werden Aspekte des Gesundheitsbegriffs, Historie und heutiges Konzept der Gesundheitsförderung dargestellt, welches Fundament dem Wellnessbegriff zugeschrieben wird und wo dabei die Gemeinsamkeiten und Unterschiede beider Konzepte liegen.

2.1 Aspekte des Gesundheitsbegriffs

Eine Eingrenzung des Begriffs „Gesundheit" lässt sich insbesondere durch eine Abgrenzung zum Begriff „Krankheit" finden. So kann es sich um ein dichotomes Verhältnis handeln, in dem nur die Extremwerte „gesund" und „krank" existieren oder um ein Kontinuum, auf dem man sich auch zwischen den beiden Polen befinden und bewegen kann. Zudem gibt es Unterschiede im Verständnis des Gesundheitsbegriffs zwischen der alltagsnahen und der wissenschaftlichen Betrachtungsweise der Menschen, sowie zwischen nichtindustrialisierten und industrialisierten Gesellschaften.

In nicht industrialisierten Gesellschaften sind Gesundheitsvorstellungen vorwiegend gleichgewichtsorientiert (vgl. Bengel / Belz-Merk 1997, S. 25). Gesundheit wird dort meistens als ausgewogene Beziehung zwischen Mensch, Natur und übernatürlicher Welt und als Resultat eines harmonischen Gleichgewichts zwischen zwei oder mehreren Elementen oder Kräften innerhalb des Körpers beschrieben. Beispielsweise wird in der altindischen Gesundheitslehre des Ayurveda[6] in Indien eine Balance der Körpersäfte als Gesundheit angesehen, sowie „erwärmende" und „kühlende" Nahrung, Kräuter und Medizin zum Ausgleich der „Kälte" und „Hitze" im Körper.

Seit der fortschreitenden Industrialisierung und einem wissenschaftlichen Reduktionismus, insbesondere ab dem 19. Jahrhundert, wurde das biomedizinische Modell propagiert (vgl. Wipplinger / Amann 1998, S. 20). Demnach galten wissenschaftliche Konzepte von Gesundheit als Abwesenheit von Krankheit, was sich insbesondere auf pathologische Prozesse im Körper bezog. Krankheit hatte in dieser Betrachtungsweise monokausale Ursachen in biologischen Strukturen. Im 20. Jh. wurde das Modell um die soziale und die psychische Komponente erweitert.

---

[6] Ausführungen über Ayurveda im Wellness-Glossar.

Nach *Antonovsky* sind Gesundheit und Krankheit die beiden Pole einer Dimension. Sie stellen die Endpunkte eines Kontinuums folgenderweise dar:

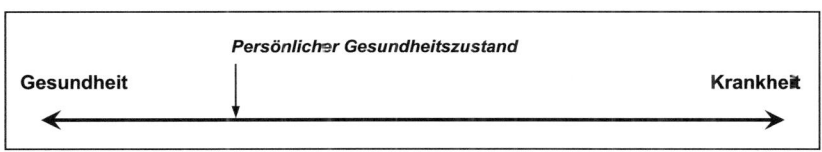

Abb. 1: Gesundheitskontinuum von Antonovsky (in Anlehnung an Becker 1997, S. 519)

Der jeweilig persönliche Gesundheitszustand resultiert aus dem Verhältnis zwischen Risiko- und Schutzfaktoren. Dieses Verhältnis sieht *Antonovsky* 1987 in seinem *Saluto-genesekonzept* als beeinflussbar an. Damit befindet sich der Gesundheitszustand variabel innerhalb des Kontinuums, kann jedoch stets durch eine Verbesserung in Richtung Gesundheit verschoben werden (vgl. Wipplinger / Amann 1998, S. 20). Dies bedeutet eine Abkehr von dem Verständnis, Gesundheit als Abwesenheit von Krankheit zu begreifen. Weiter bedeutet es, dass auch gesunde Menschen ihren Gesundheitszustand weiterhin verbessern können. Diesen Ansatz verfolgt auch die in der Fachliteratur heute meist zitierte Definition der Gesundheit durch die *World Health Organization* (WHO)[7] von 1948: „Gesundheit ist der Zustand des vollständigen körperlichen, geistigen und sozialen Wohlbefindens und nicht nur das Freisein von Krankheit und Gebrechen" (Wipplinger / Amann 1998, S. 20). Dies läutete die Ablösung des bereits erwähnten biomedizinischen Modells ein. Dabei wird mehr der Aspekt betont, dass Gesundheit ein umfassendes Wohlbefinden bedeute.

Weiterentwicklungen gab es u. a. 1982 und 1986 von *Becker*, der das integrative Anforderungs – Ressourcen - Modell vorlegte, das ähnlich wie bei *Antonovsky* den komplexen Widerpart von Anforderungen und Ressourcen darstellt, jedoch unter besonderer Berücksichtigung der „Schlüsselkategorie seelischer Gesundheit" (Waller 1996, S. 20). *Hurrelmann* legt 1996 in seinem sozialisationstheoretischen Gesundheitsmodell den Schwerpunkt auf „(...) die Verknüpfung von sozialtheoretischer und gesundheitswissen-schaftlicher Erkenntnisse (...)" (Waller 1996, S. 22), und einen stufenweisen Prozess von Gesundheitsbeeinträchtigungen. Ein weiteres Modell von *Hancock* fand zudem Interesse, das in dem 1990 entstandenen Mandala[8] - Modell dynamische und interaktive Beziehungen und ebenso wie *Becker* Ansatzpunkte der Gesundheitspolitik und der Gesundheitsförderung zugrunde legt (vgl. ebd.).

---

[7] Im weiteren Verlauf als WHO abgekürzt.
[8] Mandala= von *sanskrit*–Kreis

Das derzeit wichtigste Erklärungsmodell zur Entstehung von Krankheit und gleichzeitig einflussreichster Interventionsgrundlage in der Prävention und Gesundheitserziehung, stellt das Risikofaktorenmodell dar. Es wurde Anfang der 1960er Jahre als eine epidemiologisch begründete Erweiterung des „biomedizinischen Paradigmas" entwickelt. Eine Weiterentwicklung war nötig geworden, da eine direkte Übertragung der naturwissenschaftlich - kausalen, biomedizinischen Erklärungsansätze auf die heute vorherrschenden Zivilisationskrankheiten (chronisch-degenerative Erkrankungen) nur eingeschränkt möglich und sinnvoll betrachtet wurden (vgl. Franzkowiak 2003, S. 195). Bei dem Risikofaktorenmodell wird vorwiegend nach verhaltens-, lebensweisen[9]- und persönlichkeitsgebundenenen und nicht-verhaltensgebundenen, sozialstrukturell oder auch ökologisch bedingter Faktoren unterschieden.

2.1.1 Historische Entwicklung von Ansätzen der Gesundheitsförderung

Die Bedeutung von Gesundheitsförderung in der Antike wurde vor allem durch den griechischen Arzt *Hippokrates* (466 – 377 v. Chr.) auf den Weg gebracht. Unter Gesundheit verstand er die Harmonie und Ausgewogenheit zwischen Körper und Seele. Jeder Mensch hat die Möglichkeit, frei zu entscheiden, ob er gesund oder krank leben wolle, indem er über seine Lebensweise entscheidet (vgl. Bastine 1992, S. 130 ff). Als Lebensweisen, die der Gesundheit förderlich sind, nennt er (ebd.):

- Körperpflege
- Ernährung und körperliche Ertüchtigung
- Vermeidung von Exzessen
- Anstreben körperlicher Tugenden (Gesundheit, Kraft und Schönheit)
- Anstreben geistiger Tugenden (Frömmigkeit, Tapferkeit, Mäßigung, Gerechtigkeit)
- Selbstkontrolle und Selbstverantwortung

Ein gesundheitsförderlicher Tag sollte aus Körperübungen, Baden, Zeiten der Ruhe, des Schlafens und Entspannens bestehen. Zur Erhaltung der Gesundheit wurden vor allem Konzepte des frühzeitigen Bemerkens von leichten Befindlichkeitsstörungen entwickelt.

In der römischen Lehre wurde Maßhalten in allen Lebensbereichen als gesundheitsfördernd propagiert. *Galen* (129 – 199 n. Chr.) verfasste das sechsbändige Werk der „Hygieine" (sic!) zur gesunden Lebensführung. Seiner Meinung nach würden sich gesundheitsförderliches Verhalten und niedriger Sozialstatus ausschließen, da jegliche Erwerbsarbeit einem solchen Verhalten entgegen wirke. Man solle sich von jedem Zwang

---

[9] Zum Lebensstil-/Lebensweisenansatz der WHO siehe Kap. 2.1.2

der Erwerbsarbeit freimachen und sich mit dem Körper beschäftigen (vgl. Bastine 1992, S. 131). Maßnahmen der Gesundheitserhaltung waren demnach aus diesen Gründen nur einer privilegierten Oberschicht vorbehalten.

Im Mittelalter war das Thema der Gesundheitsförderung wieder in den Hintergrund getreten (ebd.). Der Körper wurde zum Träger von Krankheiten reduziert, die es zu bekämpfen galt. Ab dem 15. Jh. waren Ermahnungen zur Förderung eines gesunden Lebens bekannt, wie z. B. Empfehlungen zum Abführen oder zum Aderlass. Die Vorstellung einer Trennung zwischen Körper und Geist hatte sich u.a. durch *Descartes* in dieser Zeit verbreitet. Als eine andere Strömung hatte sich die scholastische Medizin im Mittelalter verbreitet, und anstatt einer Gesundheitslehre eine Krankheitslehre entwickelt. Demnach gab es zum einen die natürlichen, genetisch disponierten Ausgangsbedingungen („Res naturalis") und zum anderen die willkürlich vom Menschen beeinflussbaren Faktoren („Res non naturalis") wie Luft, Speise und Trank, Bewegung und Ruhe, Schlafen und Wachen, Absonderungen und Ausscheidungen sowie die Leidenschaften. Ein unausgewogenes Verhältnis zwischen „Res naturalis" und „Res non naturalis" war Gegenstand der Krankheitslehre. Im späten Mittelalter, als die Lebenserwartung durch Seuchen sank, wurden die Bestrebungen zur Gesunderhaltung vor allem auf die Verlängerung des Lebens ausgerichtet (vgl. Bastine 1992, S. 132 ff).

Ab dem 18. Jh. wurden im Zuge der Aufklärung und Industrialisierung durch die Verbreitung von Gesundheitslehre auch breite Bevölkerungsschichten angesprochen, da eine Gesunderhaltung der Arbeitskräfte vom Staat als wichtig anerkannt wurde. Im 20. Jh. wurden viele akute Krankheiten, wie Infektionskrankheiten schließlich heilbar, jedoch breiteten sich die sogenannten Zivilisationskrankheiten, wie z. B. Herz- und Kreislauf-Erkrankungen, Krebs und chronische Erkrankungen aus.

2.1.2 Entstehung des heutigen Gesundheitsförderungskonzepts

Wenn heute von Gesundheitsförderung gesprochen wird, wird sich damit meistens auf ein an die WHO-Programmatik angelehntes Konzept bezogen. Diese wurde in der *Ottawa Charta for Health Promotion* 1986 verabschiedet und dabei von 240 Teilnehmern aus 35 überwiegend Industrieländern folgendermaßen definiert.

> Gesundheitsförderung zielt auf einen Prozess, allen Menschen ein höheres Maß an Selbstbestimmung über ihre Gesundheit zu ermöglichen und sie damit zur Stärkung ihrer Gesundheit zu befähigen. Um ein umfassendes körperliches, seelisches und soziales Wohl-befinden zu erlangen, ist es notwendig, dass sowohl einzelne als auch Gruppen ihre Be-dürfnisse befriedigen, ihre Wünsche und Hoffnungen wahrnehmen und verwirklichen sowie ihre Umwelt meistern beziehungsweise verändern können (Brösskamp-Stone 1998, S. 141).

Als wesentliches Charakteristikum der Gesundheitsförderung ist die Abwendung von einer alleinigen Suche nach Risikofaktoren für spezifische Krankheiten hin und die „(...) Hinwendung zu einer (krankheitsunspezifischen) Frage zu sehen: „Wie und wo wird Gesundheit hergestellt?"" (vgl. ebd.).

Seit den 60er/70er Jahren wurde durch mehrere Faktoren, wie den sozialen Bewegungen der Gesundheits-, Friedens- und Umweltbewegungen auch der praktische Umgang mit Krankheit und Gesundheit aus einer biomedizinischen Perspektive zunehmend kritisiert. Diese Medizinkritik konzentrierte sich vor allem auf eine Sichtweise, in der eine Veränderung des Individualverhaltens zur Reduzierung medizinisch definierter Risikofaktoren wie z. B. Herz-Kreislauferkrankungen und einer Betonung durch die reine Wissensvermittlung sowie negative Appelle der Gesundheitserziehung wie „Du darfst nicht" herausstellte. Auch die Ergebnisse großer Präventionsstudien wie der US-amerikanischen *Framingham - Studie* oder der finnischen *Nord-Karelien-Studie*, identifizierten neben den physischen Faktoren wie Bluthochdruck und weiteren auch Stress als nicht zu unterschätzender Risikofaktor, der große Beachtung fand (vgl. Brösskamp-Stone 1998, S. 142). In den 70er und 80er Jahren führten hinzukommend noch einige US-amerikanische kulturelle Bewegungen wie Jogging- und Aerobic oder die Wellness-Bewegung in Europa zu einer Veränderung des Gesundheitsbewusstseins und einer Veränderung der Sichtweise (vgl. ebd.).

Unter weiteren anderen Ansätzen zur Konzeptentwicklung, die einen Einfluss auf die Entstehung hatten, sei hier für den weiteren Zusammenhang der Lebensstil-/ Lebensweisen-Ansatz genannt. Dieser wurde Anfang der 80er Jahre von der *WHO* in die Konzeptentwicklung eingebettet. Dabei wird unter Lebensstil-/Lebensweisen die Gesamtheit der alltäglichen Lebensvollzüge, die Umsetzung milieuspezifischer und individueller Lebensplanung sowie Formen der Bewältigung von kritischen Lebensereignissen und Lebenskrisen verstanden (vgl. von Kardorff 2003, S. 145). Zu den Lebensweisen gehören z. B. Konsum- und Freizeitgewohnheiten, Ernährung, Gesundheitsvorsorge sowie laienmedizinische Behandlung von Krankheiten (vgl. ebd.), und stellen somit auch eine persönliche Wahlentscheidung des Einzelnen dar. Werden Lebensweisen unter der Perspektive der Entwicklung und Veränderung gesellschaftlichen Zusammenhangs betrachtet, ergeben sich zwei vorerst paradoxe Tendenzen, die sich gleichzeitig weiterentwickeln. Einerseits ist dabei ein „(...) Zwang zu einer zunehmend rationalen Lebensführung" [...] und andererseits „eine zunehmende Pluralisierung von Lebensweisen, die eng mit Prozessen der Individualisierung verbunden ist (...)" (ebd.) zu beobachten. Wenn Pluralisierung dabei als ein Anpassungsprozess an den jeweilig gesellschaftlichen Rationalisierungsvorgang gesehen wird, hebt sich der erste Eindruck eines Gegensatzes auf, weil eine Rationalisierung immer auch eine Differenzierung darstellt. Danach können gesundheitsförderliche und auch –schädigende Lebensweisen als Anpassungsleistungen an gesellschaftliche Modernisierung betrachtet werden.

In Abgrenzung zur psychologischen Lifestyleforschung und zum Risikofaktorenkonzept, zielt das sozialwissenschaftliche Lebensstil-/Lebensweisenkonzept vorwiegend auf deren kulturellen Sinn und damit verbundene soziale Rahmenbedingungen (vgl. von Kardorff 2003, S. 147).

Diese Faktoren stellten unter anderen eine konstitutionsgebende Basis für das Gesundheitsförderungskonzept der *Ottawa-Charta* dar. Dabei ist Gesundheit nicht als Ziel anzusehen, sondern als Mittel, um alle Menschen zu befähigen ihr Leben positiv zu gestalten. Sie betont die Bedeutung der grundlegenden Lebensbedingungen und Ressourcen als Voraussetzung für Gesundheit. Zugleich weist sie auf die gesamtgesellschaftliche Verantwortung für Gesundheit hin. Es werden für eine Umsetzung folgende Kernaussagen von 3 Handlungsqualifikationen und 5 Handlungsstrategien skizziert (vgl. Waller 1996, S. 140ff):

Handlungsqualifikationen:

1.	*Advocate*	Interessen vertreten
2.	*Enable*	Befähigen und Ermöglichen
3.	*Mediate*	Vermitteln und Vernetzen

Handlungsstrategien:

1.	*Build healthy public policy*	Gesundheitsfördernde Gesamtpolitik entwickeln
2.	*Create supportive environments*	Gesundheitsförderliche Lebenswelten schaffen
3.	*Strengthen community action*	Gesundheitsbezogene Gemeinschaftsaktionen unterstützen
4.	*Develop personal skills*	Persönliche Kompetenzen entwickeln
5.	*Reorient health services*	Gesundheitsdienste neu orientieren

Seit der Verabschiedung der *Ottawa-Charta* gab es mehrere große Projekte der *WHO*, (wie z. B. dem „Gesunde-Städte-Projekt"), die sich als Konsequenz des umfassenden Verständnisses der Gesundheitsförderung auf komplexe „settings" beziehen. Diese betonen die Erhaltung und Schaffung von gesundheitlichen Ressourcen mit intersektoraler, multidisziplinärer Ausrichtung und die ausdrückliche Bedeutung der Beteiligung und Mitwirkung der Betroffenen (vgl. Waller 1996, S. 144).

2.2 Der Wandel des Gesundheitsbegriffs

Auf der theoretischen Ebene wurde mit der umfassenderen Definition der *WHO* 1948 bereits ein entscheidender Schritt zu einem „holistisch - ganzheitlichen " (Labisch 1989, S.

17) Begriff unternommen, da neben dem körperlichem Wohlbefinden ebenso das seelische Gleichgewicht und die soziale Integration in die Definition aufgenommen wurden. Auch die *Ottawa-Charta* hat mit dem Einbezug verschiedener unterschiedlicher Faktoren und der Bedeutung einer aktiven Teilnahme am gesundheitsförderlichen Prozess jedes Einzelnen im Sinne einer Partzipation, Entscheidendes zur Neuorientierung und Erweiterung des Gesundheitsbegriffs unternommen.

Gesundheit gilt heute nicht mehr nur als Zustand physischer und psychischer Intaktheit, sondern darüber hinaus auch als eine wertvolle persönliche Ressource. Es erhält damit einen Wert, der sich mittlerweile auf einer gesellschaftlichen und individuellen Ebene in einer neuen Sichtweise darstellt.

Während früher Gesundheit für die Menschen den „(...) temporären Sieg über Siechtum, Schmerz und Leid bedeutete, wird sie in der modernen Gesellschaft zur Metapher für ei-ne Definition von Lebensqualität" (Mühlhausen / Horx 2002, S. 5). *Horx* geht unter anderem davon aus, dass die Wertigkeit des psychosozialen Aspekts als Auslöser des zunehmenden Verlangens nach körperlichem und geistigem Wohlbefinden im individuellen sowie gesellschaftlichen Bereich bestimmend wirkt und postuliert einen „Megatrend"[10] der Gesundheit (vgl. Horx 2002, S. 110 ff). Dass Gesundheit einen zunehmend größeren Anteil der Lebenswelt durchdringt, meint ebenso auch *Kickbusch*, die von expandierenden Dimensionen des Gesundheitsbegriffs ausgeht. Gesundheit wird heute immer weniger als Schicksal, sondern als „gemacht" aufgefasst. Dies zeigt sich auch im sich überlagernden Diskurs sehr unterschiedlicher Bereiche wie der Gesundheitsförderung, der AIDS-Prävention, Verhaltensmodifikation, Wellness, Schönheit, Biotechnologie und Genetik (vgl. Kickbusch 2003a, S. 1 ff). Gesundheit wird *Kickbusch* zufolge zur Norm, die gleichzeitig dazu beiträgt, die „Abweichung Krankheit" zu normalisieren, wie sie beispielsweise durch die AIDS- und Brustkrebs Schleifchen symbolisiert wird (ebd.).

Die Entwicklung zur „Gesundheitsgesellschaft" als Teil einer generellen Entwicklung und Wertewandels werden mit folgenden Punkten umschrieben: „Individualisierung, Differen-zierung, Wertschätzung von Autonomie und Eigenverantwortung, subjektives Wohlbe-finden (holistisch), hoher Erwartungshorizont, Lebensqualität Sinnstiftung" (Kickbusch 2003a, S. 2). Wie in der sozialen Entwicklung, zeichnet sich nach *Kickbusch* in der epidemiologischen Entwicklung, ein komplementäres Gesicht ab (ebd.):

---

[10] Siehe Kap. 4.1 über *Nefiodow* zum 6. Kondratieff-Zyklus und dem Megatrend der Gesundheit.

- Alterung der Gesellschaft
- Zunahme der „gesunden" Lebenserwartung („healthy life expectancy")
- Zunahme der 80 plus
- Zunahme der chronischen Krankheiten
- Eventuelles Wieder- / Neuauftreten von Infektionskrankheiten

Die Begrifflichkeit einer Gesundheitsgesellschaft umschreibt darüber hinaus, dass auf der politischen Ebene mit einem Eintritt einer „(...) radikal neuen Ära der Gesundheitspolitik (...)" (ebd.) zu rechnen ist. Dabei werden nach *Kickbusch* drei Paradigmen einen politischen Diskurs bestimmen, die miteinander interagieren :

- Gesundheit als Empowerment und Emanzipation
- Gesundheit als attraktives käufliches Produkt
- Gesundheit als ultimativer Wert

Weiterhin werden drei zentrale Umorientierungen, wie der vereinfachten Sichtweise von Gesundheit als Kostenfaktor zum wachsenden Industrie- und Investitionsfaktor, der Abkehr des vom Gesundheitssektors betriebenen Produzentensteuerung zum zunehmend selbstbewussten Gesundheitskonsumenten sowie dem Wellnessbereich und Leistungen, die Lebensqualität und Selbstbestimmung ermöglichen, zur neuen „Wachstumsmaschine" angenommen. Diese bestimmen das weitere Denken über Gesundheit und die Rolle in der Gesellschaft wie auf dem Markt (vgl. Kickbusch 2003a, S. 5).

2.3 Das Wellnesskonzept

Der Begriff Wellness[11] steht in enger Verbindung mit einer Neuorientierung eines heutigen Gesundheitsverständnisses, wie es beschrieben wurde. In dem Begriff zeichnet sich nach *Kickbusch* ein neues Denken für Medizin und Gesellschaft ab, wobei sich die Wurzeln des Begriffs jedoch bis ins 17. Jahrhundert verfolgen lassen.

In einer Monographie des *Sir A. Johnson* von 1654 findet sich der Begriff mit folgendem Wortlaut: „I ... blessed God... for my daughter`s wealnesse", was im *Oxford English Dictionary* mit „Ich danke Gott für die gute Gesundheit meiner Tochter" (zit. nach Hertel 2003a, S. 6) übersetzt wurde.

Obwohl der Begriff seit einigen Jahrhunderten im angloamerikanischen Sprachraum bekannt ist, wurde er erst wieder in den USA der 50 er Jahre zum Oberbegriff einer neuartigen Gesundheitsbewegung. Der US-amerikanische Sozialmediziner *Halbert L. Dunn* fasste seine Überlegungen eines ganzheitlichen Gesundheitskonzepts 1961 in dem Buch „High Level Wellness[12]" zusammen und sprach mit dieser neuen Gesundheitsidee und deren Anwendung die Bevölkerung direkt an. Er formulierte das Wellnesskonzept als „(...) an integrated method of functioning which is oriented towards maximizing the potential of which the individual is capable within the environment where he is functioning" (Dunn 1959, S. 786). Seine Absicht lag in einer Vermittlung eines „Bewusstseins für die chancenreiche Bandbreite der persönlichen Gestaltungs- und Entwicklungsspielräume" (Hertel 2003a, S. 6) eines jeden Einzelnen. Nicht länger sollte die Bevölkerung glauben, dass die persönliche Gesundheit von höheren Mächten oder sogar von Medizinern selbst abhängt (vgl. ebd.). „High Level Wellness" vermittelt somit einen eigenverantwortlichen und aktiven Lebensstil, der dem Einzelnen eine größtmögliche Ausschöpfung seiner individuellen Potentiale unter Einbezug der individuell jeweiligen Umweltgegebenheiten erlauben soll. Gesundheit erhält nach *Dunn* einen greifbaren und erlebnishaften Charakter und wird stärker mit Lebenslust, Lebenszufriedenheit und Lebensqualität assoziiert (vgl. Schmid–Neuhaus 1988, 144 ff). Die Erklärung und Förderung einer optimalen Gesundheit im Wellnesskonzept ist dabei für Kranke und Gesunde gleichermaßen geeignet.

In den darauf folgenden Jahren wurden eine Vielzahl von weiteren Definitionen zu *Dunn*`s Überlegungen entwickelt. Sie waren Anstoß und konzeptionelle Basis für die Entstehung der Wellnessbewegung der 70 er Jahre, die sich bis dahin jedoch nur auf die USA bezog.

---

[11] Zum Begriff selbst stellt *Hertel* heraus, dass das Wort nicht aus einer Zusammensetzung der Wörter „well-being" und „fitness" entstanden ist (vgl. Hertel 2000, S. 1).
[12] Der Begriff des „High Level Wellness" meint hier die höchste zu erreichende Gesundheit.

2.3.1 Pragmatische Definitionsansätze von Wellness

Da es bis heute keine einheitliche Definition für Wellness gibt, werden im Folgenden die wichtigsten Modelle und Ansätze ihrer Vertreter vorgestellt.

Das bis heute meist zitierte Konzept der Wellnessbewegung wurde 1977 in den USA von *Ardell* formuliert. Wellness beschreibt bei ihm einen Gesundheitszustand, bei dem sich Körper, Geist und Seele in Harmonie befinden. Dieser Zustand ist ausdrücklich auch im Kontext von Krankheit und Schmerz möglich (vgl. Ardell 1985, S. 30 ff).

Es werden von *Ardell* 5 Dimensionen von Gesundheit herausgestellt, die sich seiner Meinung nach in den Alltag integrieren lassen und sich durch einen vorab erstellten medizinischen Wellness-Test genauer spezifizieren lassen. Die fünf Dimensionen, die die Eigenverantwortlichkeit in den Mittelpunkt stellt, umfassen darüber hinaus:

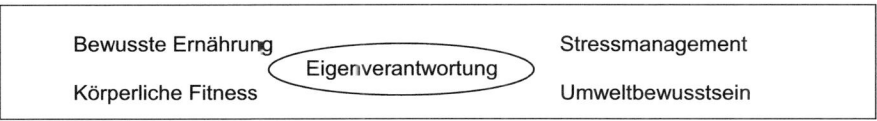

Abb. 2: Erstes Wellness–Modell von Ardell 1977 (in Anlehnung an Hertel 2003a, S. 8).

Zehn Jahre später räumte *Ardell* der Wichtigkeit der Selbst- oder Eigenverantwortlichkeit für das Erreichen von Wellness immer noch einen hohen Stellenwert ein, stellte jedoch Normen und soziale Spielregeln in den Mittelpunkt seines Modells, da er annahm, genügend Wissen über gesundheitsförderliches Handeln zu entwickeln, bedeute zwangsläufig nicht auch eine adäquate Umsetzungsmöglichkeit in der Lebens- und Arbeitswelt zu haben. Zudem präferiert er darüber hinaus auch das von ihm als wichtig angesehene „MOL" (Meaning of life) (vgl. Ardell 1996, S. 122 ff). Er formulierte ein Folgemodell mit folgenden Inhalten:

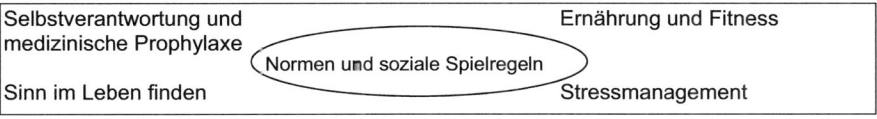

Abb. 3: Zweites Wellness–Modell von Ardell 1987 (in Anlehnung an Hertel 2003a, S. 8).

Die Eigenverantwortung wird von *Ardell* in den Mittelpunkt gestellt, was zunächst bedeutet, dass jeder zuerst selbst für „seine" Wellness verantwortlich ist und dadurch überhaupt erst „High Level Wellness" möglich wird. *Ardell* bemisst diesem Aspekt jedoch ein grundlegendes Element zu: „Ohne einen aktiven Sinn für Verantwortung für das eigene

Wohlbefinden, wird man nicht die nötige Motivation haben, einen gesundheitssteigernden Lebensstil zu führen" (Ardell 1977, S. 61).

Ardell nennt dazu neun Prinzipien der Selbst-Verantwortung (vgl. Ardell 1977, S. 63 ff):

1. Die Verantwortlichkeit für das eigene Leben (auch wenn andere immer Einfluss nehmen werden, obliegt die Entscheidung letztlich der Person selbst);

2. Die Einzigartigkeit jeder Person (der Weg zu höchstem Wohlbefinden kann nur ein individuell gewählter sein);

3. Der Wunsch nach Glück als Motiv (das bedeutet, „High Level Wellness" wird nicht um ihrer selbst willen angestrebt, sondern steht in einem Kontext der eigenen Werte und Ziele);

4. Ein Zielbewusstsein (jeder braucht ein an den eigenen Fähigkeiten ausgerichtetes Mittel zum Selbstausdruck im Sinne eines Lebensziels, um sich selbst „zentriert" zu fühlen);

5. Erst eine Selbstannahme und Selbstachtung ermöglichen Wohlbefinden auf höchster Stufe;

6. Zeitweise erscheint Krankheit angenehmer als Gesundheit (z. B. als Flucht vor der Realität oder Entschuldigung für eigenes Verhalten oder aber auch um Aufmerksamkeit und Rücksichtnahme von anderen zu erzielen und zu erhalten);

7. Halte inne, überprüfe und wähle (eine klare Absicht, Bewusstsein und Akzeptanz der Verantwortung sind notwendig);

8. Selbstverwirklichung;

9. Treffe keine Entscheidungen unter Druck (unabhängig davon, ob die Gefühle positiv oder negativ sind).

In dem Wellness-Modell von *Hettler*, welches an der Universität von Wisconsin/Stevens Point ab 1975 entwickelt wurde, werden 6 Dimensionen um bewusstes Verhalten und Ausgewogenheit formuliert. Diese Lebensbereiche sollten durch einen entsprechenden Lebensstil in ein maßvolles Gleichgewicht gebracht werden (vgl. Hertel 2003a, S. 9). *Hettler* entwickelte ebenso wie *Ardell* einen Wellnesstest, um dieses individuelle Gleichgewicht einer Person zu ermitteln.

Das von *Hettler* entwickelte Modell umfasst (ebd.):

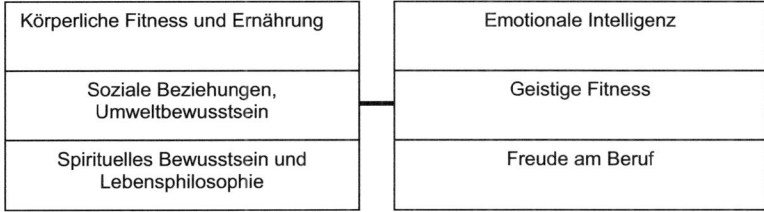

Körperliche Fitness und Ernährung	Emotionale Intelligenz
Soziale Beziehungen, Umweltbewusstsein	Geistige Fitness
Spirituelles Bewusstsein und Lebensphilosophie	Freude am Beruf

Abb. 4: Wellness-Modell von Hettler (in Anlehnung an Hertel 2003a, S. 9).

Von *Edlin u.a.* wird Wellness als prozesshafte Annäherung an die persönliche Gesund-heit gesehen. Diese gilt als harmonisches und dynamisches Gleichgewicht aller Ele-mente, die wiederum einen Zustand von optimaler Wellness entspricht. Beides ist dabei als interpendent anzusehen, und nicht voneinander zu trennen. Der Zusatz „persönli che" Gesundheit weist darauf hin, dass abermals der Rahmen eigener Möglichkeiten und Po-tentiale der Maßstab für Gesundheit ist und es folglich kein objektiv umfassendes Wohl-befinden gibt (vgl. Edlin u.a. 1996, S. 15 ff). Sie nennen dabei die bereits bei *Ardel* ge-nannten Gesundheitsdimensionen als Merkmale übergeordneter Wellness-Ebenen .

Einen ähnlichen Weg schlagen auch *Greenberg und Dintiman* ein, wobei sie ein Konti-nuum vorschlagen. Dieses stellt sich durch eine Reihe von Punkten dar, wobei jeder ein-zelne Punkt mit einem Rad vergleichbar ist und sich aus ähnlichen Aspekten, wie die bei *Ardell* genannten Aspekte zusammensetzt. Wellness bedeutet bei ihnen ebenfalls auch eine ausgewogene Integration der Aspekte auf jedem Punkt, das heißt auf jedem Niveau von Gesundheit oder Krankheit. Sie weisen weiter daraufhin, dass man sich unabhängig vom Grad einer etwaigen physischen Beeinträchtigung gut fühlen kann und eine durchaus gute Lebensqualität erreichen kann, was bei einer entsprechenden Krankheitsbewältigung trotz objektiver, medizinischer Schädigungen gut ausgeprägt sein kann (vgl. Greenberg / Dintiman 1992, S. 38 ff).

Travis definierte erstmals 1972 ein „Illness/Wellness-Continuum", welches durch die inte-grierte Darstellung mit dem traditionellen Behandlungsmodell relative Bekanntheit erreicht hat. Dabei stellt sich Wellness als ein beweglicher Punkt in einem dynamischen Prozess auf einem Kontinuum dar. Im Mittelpunkt dessen sind weder Anzeichen von Krankheit noch besondere Gesundheit erkennbar und zeigen damit einen Nullpunkt. Wellness, das an jedem Punkt auf dem Kontinuum ansetzen kann, soll den Menschen befähigen, ein Überschreiten dieses Neutralpunktes in Richtung auf seine größtmögliche Lebensqualität („High Level Wellness") zu erreichen (vgl. Hertel 2003a, S. 8). Das Behandlungsmodell reicht bei *Travis* vom linken Endpunkt des frühzeitigen Todes bis zum Neutralpunkt in der

Mitte. Ziel ist es demnach, Symptome zu lindern. Der wesentliche Unterschied zwischen beiden Modellen liegt darin, dass *Travis* mit der Vorlage seines Modells die Wichtigkeit nicht auf die physischen Bedingungen einer Person legt, sondern auf dessen Verantwortung und Einstellung, die durch diesen Wellnessansatz ermutigen will, diese Verantwortung auch zu akzeptieren. Der Standpunkt auf dem Kontinuum sei daher nur als ein Indikator für die Wirkung auf Außenstehende zu betrachten. Er betont allerdings ausdrücklich, dass ihm nicht daran gelegen ist, die Methoden der kurativen Medizin zu verbannen, sondern dass beide Modelle nebeneinander koexistieren können und sollen, und sich bestenfalls auch ergänzen (vgl. Travis 2001, S. 9ff). Sein eindimensionales Modell erweitert *Travis* noch durch zwei weitere Dimensionen, sodass am Ende ein dreidimensionales Gebilde entsteht, in das sich verschiedene Behandlungsmethoden einordnen lassen. In der Vertikalen kommt die Unterscheidung zwischen einer reduktionistischen und einer holistischen Sichtweise hinzu. Die dritte Dimension bezieht sich auch auf eine Gewichtung der Arzt- und Patientenrolle. Diese sollen sich ebenfalls in einer gleichberechtigten Position befinden, da sie sich an verschiedene Bedürfnisse richten. Entscheidend ist, dass keine Disziplin zu stark oder sogar ausschließlich bedacht wird (vgl. Travis 2001, S. 13). Gesundheit scheint aus dieser Sicht heraus als jederzeit steigerbar.

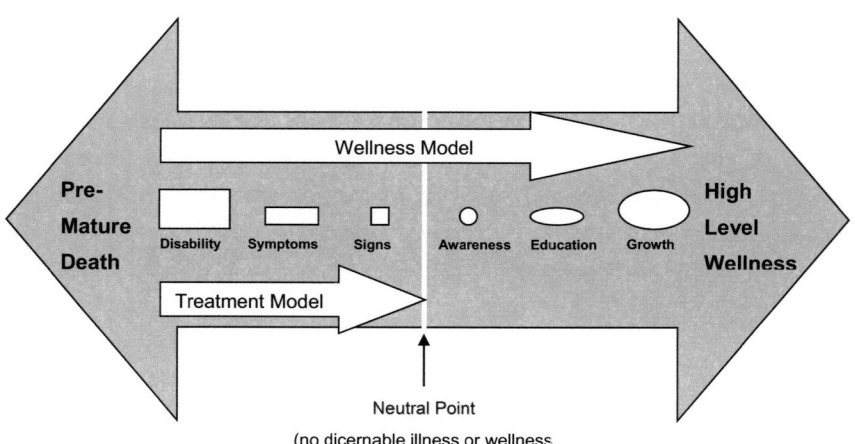

Abb. 5: Illness / Wellness-Continuum von Travis (nach Travis 2001, S. 14)

Eine Kritik am Ansatz des Wellnesskontinuums von *Travis* übt *Haug*. Aufgrund der Eindimensionalität ist mit zunehmender Annäherung an das höchste Wohlbefinden automatisch eine Abnahme von Krankheitssymptomen verbunden und entspreche damit nicht der Realität (vgl. Haug 1991, S. 199). Trotz einer beispielsweise fortgeschrittenen Krankheit bleibt seiner Meinung nach ein hoher Grad an „Selbstaktualisierung" möglich. Erforderlich wäre daher ein zweidimensionales Modell, in dem auch Systemzusammen-hänge berücksichtigt werden, durch die eine Kompensation zustande kommt (vgl. ebd.). Das bedeutet, dass z. B. ein Mensch mit einer körperlichen Behinderung auf der psycho-sozialen Ebene so hohe Werte hat, dass sein Gesundheitsniveau insgesamt höher sein kann als das einer physisch gesunden Person, diese aber im Gegensatz dazu vielleicht psychische oder soziale Defizite aufweist. *Haug* drückt damit aus, dass zu einer Ganzheit-lichkeit einer Person alle Daseinsebenen, aber auch verschiedene Grade von Krankheit gehören.

Darüber hinaus entwickelte *Travis* ein Wellness-Modell, welches er „Wellness-Index" nannte, und zusätzlich einen umfangreichen Fragenkatalog zur Ermittlung des indivi-duellen Gesundheitsstatus. Der Wellness-Index umfasst 12 Dimensionen (in Anlehnung an Hertel 2003a, S. 9):

1. Selbstverantwortung und Liebe
2. Richtiges Atmen
3. Sensibilität der Sinne
4. Gesundes Essen
5. Angemessene Bewegung
6. Zulassen und Ausdrücken von Gefühlen
7. Geistige Aktivität
8. Freude am Arbeiten und am Spielen
9. Miteinander reden und im Austausch sein
10. Erfüllende Sexualität
11. Den Sinn des eigenen Lebens finden
12. Spirituelles Bewusstsein

Zusammenfassung der US-amerikanischen Wellness-Ansätze:

In den genannten Definitionsbeispielen ist eine Nähe bzw. eine Übereinstimmung mit einem erweiterten ganzheitlichen Gesundheitsbegriff gegeben. Wellness umfasst demnach nicht nur physische, sondern auch emotionale, soziale, intellektuelle, spirituelle, ökologische und auch berufliche Aspekte und bezieht sich auf diese Weise auf eine umfassende Lebensqualität, wie sie in der Relation zur individuellen Situation einer Person möglich ist. Gleichzeitig wird auch ein Weg zur Erreichung von **Lebensqualität** thematisiert. Einerseits geht es dabei um praktische Verhaltensweisen wie der gesunden Ernährung, körperlichen Betätigung und dem Stressmanagement, was einem **Lebensstil** entspricht, andererseits geht es auch um die Hervorhebung der Notwendigkeit einer individuellen Entwicklung und Selbstverwirklichung, was einer **Lebensphilosophie** entspricht. Basis ist in jedem Fall eine Übernahme von Verantwortung für die eigene Situation, die eigene Einstellung und das tatsächliche Verhalten, was einer **Grundhaltung** entspricht.

In Europa gleicht sich dieses Verhältnis von Wellness an diese umfassende Sichtweise an. Alle genannten Attribute wie Lebensqualität, Lebensstil usw. werden im europäischen Wellness-Modell als „(...) ein ganzheitlicher Denkansatz einer Lebensstiltherapie [...] mit alltagstauglichen Steuerungsmechanismen für die sich gegenseitig beeinflussenden Daseinsebenen" (Reppel / Berg 2001, S. 76) beschrieben. Statt konkreter Verhaltensweisen werden wie bei *Edlin* und *Grennberg / Dintiman* übergeordnete Verhaltensweisen genannt. Des Weiteren ist bei Reppel die Entfaltung der Persönlichkeit grundlegend, sodass Wellness insgesamt als „Kunst des glücklichen Lebens" (Reppel 2001, S. 78) definiert wird. Zu den Daseinsebenen gehören demnach (Reppel 2001, S. 76):

- Körperliches Leistungsvermögen
- Geistige Beweglichkeit
- Seelische Belastbarkeit
- Positive Arbeitseinstellung
- Harmonisches Privatleben
- Einklang mit der Umwelt

In der ersten deutschen Definition von Wellness, die *Haug* lieferte, ist dagegen eine stärkere Verbundenheit zu dem praxisnahen Ansatz zu *Ardell* zu erkennen, denn es geht um eine „(...) neue praxisorientierte und pragmatische Auffassung von Gesundheit" (Haug 1991, S. 428). Die schon bekannten Gesundheitsdimensionen (Eigenverantwortung, Fitness/sportliche Betätigung, Stressbewusstsein und Stressbewältigung, bewusste

Ernährung und Umweltbewusstsein) sind bei *Haug* die Bestandteile individuumsbezogener Harmonieprogramme, deren Ziel die verbesserte Lebensqualität einer Person ist. „High Level Wellness" ist dahingehend immer das subjektiv erlebte Wohlbefinden.

Es stellt sich hier die Frage, inwieweit ein Wohlbefinden unter welchen Bedingungen erfolgen kann, da es sich beim Wohlbefinden um ein weitgefasstes und vielschichtiges Konstrukt handelt, welches allein unter beispielsweise psychologischen Betrachtungs- winkeln mehr als eine Dimension beansprucht (vgl. Abele / Becker 1991, S. 13 ff)[13].

Auch *Müller / Lanz* weisen einen Bezug zu *Ardell* auf. Sie beschreiben Wellness mit „(...) ein Gesundheitszustand der Harmonie von Körper, Geist und Seele" (Müller / Lanz 1998, S. 479; Müller / Lanz-Kaufmann 200´, S. 12). Bei den charakterisierten Merkmalen wählen die Autoren zum Teil andere Formulierungen als *Ardell* und ergänzen sie zudem durch die geistige Aktivität, die bereits als intellektuelle und mentale Wellness erwähnt wurde. Statt eines Ernährungsbewusstseins wird von ausgewogener Ernährung gesprochen da bewusst nicht unbedingt auch der Gesundheit dienlich bedeuten muss. Das Stressmanagement/-Bewusstsein wird durch Entspannung im weitesten Sinne ersetzt Der von *Ardell* ursprünglich benutzte Aspekt des Umweltbewusstseins wird gegen Umweltsensibilität getauscht. Die Eigenverantwortung ist bei den Autoren Dreh- und Angelpunkt. Sie stellen jedoch heraus, dass es immer eine subjektive Mischung aus sechs Dimensionen ist und diese objektiv nicht zu bestimmen sind (vgl. Müller / Lanz Kaufmann 2001, S. 13).

Ebenso auf der Basis der Selbstverantwortung entwickelt *Nahrstedt* ein „(...) erweitertes Modell der Wellness-Elemente" (Nahrstedt 2001, S. 60 ff). Er nennt eine zunehmende Ergänzung des westlichen Wellness-Modells durch Gesundheitsverständnisse und Methoden anderer, besonders östlicher Kulturen und führt die traditionelle chinesische Medizin (TCM), Ayurveda oder Yoga[14] hinzu. Zu den bisher üblichen Elementen kommen von daher die Faktoren „Meditation", und „Soul" hinzu, sowie die Körperpflege und Beauty. Alle Aspekte stehen in seinem Modell in einem Spannungsfeld von Gesellschaft, Umwelt, Körper und Seele – Geist. Den Mittelpunkt bildet auch bei *Nahrstedt* die eigene Verantwortung des Individuums, wobei der äußere Rahmen durch die sozialen Bezie- hungen im Gegensatz zu der erwähnten Umweltsensibilität wie bei *Müller / Lanz* gesetzt wird. Gesundheit und Wellness bilden bei *Nahrstedt* neben der persönlichen und der eigenen Verantwortung obliegenden Aufgabe auch einer kollektiven Aufgabe.

---

[14] Eine ausführliche Beschreibung von Methoden anderer Kulturen folgt im Wellness-Glossar.

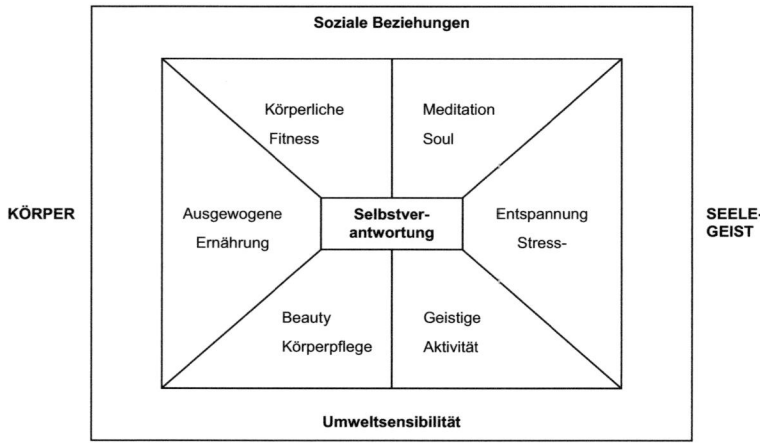

Abb. 6: Erweitertes Modell der Wellness – Elemente (nach Nahrstedt 2001, S. 60).

Seit 1990 ist in Deutschland der *Deutsche Wellness Verband* als „Non-Profit-Organisation"
bekannt. Der Verband unterstützt die amerikanischen Ansätze der bereits vorgestellten
Autoren und möchte diesen Ansätzen in Deutschland „(...) zum Durchbruch verhelfen"
(Hertel, 2003a, S. 17). Der *Deutsche Wellness Verband* formuliert in seiner Satzung, „(...)
dass Wellness als „genussvoll gesund leben" verstanden wird" (Deutscher Wellness
Verband 2001, S. 2). Der Zweck wird folgenderweise dargestellt:

> Der Deutsche Wellness Verband ist bestrebt, ganzheitliche Gesundheit und Wohlbefinden
> der Bevölkerung zu erhalten und zu verbessern. Wellness bezeichnet ein Konzept der Ge-
> sundheitsförderung, das die Bekämpfung von körperlichen, geistigen und seelischen Ge-
> sundheitsrisiken sowie die Förderung von Verhältnissen und Verhaltensweisen, mit positivem
> Einfluss auf die Gesundheit zum Ziel hat (Deutscher Wellness Verband 2001, S. 1).

Zu den Aufgaben und Zielen des Verbandes wird durch fachlich fundierte Empfehlungen
und sonstige Maßnahmen ein Hinwirken zur Sicherung und Verbesserung der körperlichen, geistigen und seelischen Gesundheit der Bevölkerung angestrebt. Es soll dadurch
mehr als bisher möglich gemacht werden, dass die Grundlagen für ganzheitliches Wohlbefinden und Lebensqualität erhalten und erweitert werden (vgl. ebd.).

<u>Zusammenfassung der europäischer Wellness-Ansätze:</u>

Der Schwerpunkt europäischer Ansätze orientiert sich an den US-amerikanischen Ansätzen, wobei jedoch unter den europäischen Wellness-Ansätzen eher ein **Lebensstil**, der auf der entsprechenden Grundeinstellung und Eigenverantwortung basiert, verstanden wird. Diese stellen sich als ein Kontext zu einer umfassenden **Lebensqualität** dar, ohne dass diese aber wie bei der Satzung des *Deutschen Wellness Verbandes* oder bei *Reppel* genauer spezifiziert werden.

Insgesamt ist den US-amerikanischen wie den europäischen Wellness-Ansätzen eine prinzipielle Mehrfachbedeutung gemein:

- eine subjektiv empfundene und umfassende Lebensqualität
- ein Prozess aktiver und bewusster Lebensstilgestaltung
- eine Selbstverwirklichung, die Teil einer Lebensphilosophie entspricht
- eine Einstellung bzw. Grundhaltung und Eigenverantwortung
- eine ethische Verpflichtung der sozialen und ökologischen Umwelt gegenüber

---

2.3.2 Aspekte von Wellness

Vor der Darstellung einer praktischen Umsetzung der Definitionen von Wellness, ist es erforderlich, einen wissenschaftlichen Hintergrund von Wellness aufzuzeigen.

In der Gesundheits-Psychophysiologie wird Wellness im Sinne eines dauerhaften Zustands auf ein Zusammentreffen verschiedener Prozesse zurückgeführt. Diese Prozesse beziehen sich auf die physiologische, psychologische und die Verhaltensebene. Wellness wird „(...) als ein gleichzeitiges Erreichen von physiologischer Homöostase, Selbstaktualisierung und Verhaltenskompetenz" (Suter 1986 in Hertel 1992, S. 37) eingeordnet.

Demnach resultiert Wellness im <u>physiologischen</u> Bereich aus einem Gleichgewicht zwischen körperlichen Prozessen und aus einer Übertretung bereits vorhandener Grenzen des Anpassungssystems durch ein beispielsweise absolviertes körperliches Training das inzwischen zu einer allgemeinen Stärkung des Immunsystems geführt hat (vgl. ebd.). Dies bedeutet, dass Wellness als Regenerationsfähigkeit und als Homöostase angesehen werden kann.

Der entscheidende psychologische Ansatz zum Verständnis von Wellness wird in der Selbstverwirklichung (Selbstaktualisierung), der ursprünglich von *Goldstein* angelegt formuliert wurde, über eine Entwicklung von Wachstums- und Entwicklungspotentiale gesehen. Die für diesen Bereich wichtigen Modelle wurden in der Humanistischen Psychologie unter anderen von *Rogers* und *Maslow* und der Entwicklungspsychologie von *Erikson* und *Piaget* angelegt (vgl. Zimbardo 1992, S. 415 ff und S. 65 ff). Demnach ist Wellness, verstanden als Entfaltung von Wachstumspotentialen bis hin zu einer Lebenszufriedenheit, für alle Menschen möglich, sofern sie vor diesem Hintergrund betrachtet werden.

Auf der Ebene der Verhaltensaspekte ist Wellness „(...) als das Maß an physischem und psychischem Wohlbefinden, das in einem bestimmten Alter und in einer definierten sozialen Rolle optimales Handeln ermöglicht" (Hertel 1992, S. 37). Erklärungen entnimmt die Psychophysiologie unter anderem dem Kompetenzkonzept von *White* und dem Konzept der Selbsteffizienz von *Bandura*. Kompetenz wird dabei als ein Lernprozess betrachtet, der eine effektivere Interaktion mit der unmittelbaren Umgebung ermöglichen soll (vgl. Schwarzer 1996, S. 20 ff).

Ein harmonisches Zusammenspiel aller drei Ebenen führt unter günstigen Umständen zu einem Erreichen eines wohlbefindlichen Zustandes, der wiederum mit Wellness, wie er beschrieben wurde, gleichgesetzt werden kann.

2.4   Ab- und Begrenzungsversuche beider Konzepte

Den dargestellten Definitionsansätzen von Wellness kann bei Betrachtung der Modelle und Konzepte von *Ardell* und *Travis* grundsätzlich eine Erweiterung eines ganzheitlicheren Gesundheitsbegriffs im Bezug zur Definition der WHO zugesprochen werden [15].

Die wesentlichen Parallelen des Wellnesskonzeptes mit dem Gesundheitsförderungs-konzept liegen in der in der *Ottawa-Charta of Health Promotion* formulierten Gesundheits-definition der positiven Gesundheitsorientierung und Lebensqualität sowie einer Mehrdimensionalität des Gesundheitsgeschehens. Auch Überschneidungen zum Lebensstil / Lebensweisenkonzept der WHO sind gegeben. Was bei der Gesund-heitsdefinition der WHO unter Einbeziehung verschiedenster Gesundheitskonzepte als multidimensionales Gesundheitsverständnis auf einer Meta-Ebene für vor allem politische Entscheidungsträger angelegt ist, findet sich bei Wellnesskonzepten wie dem von *Ardell* eher in einer anwendungsorientierten und pragmatischen Ebene wieder. Damit kann ein der Gesundheit förderliches praktisches Konzept angenommen werden.

---

[15] Allerdings muss an dieser Stelle meiner Meinung nach auch festgehalten werden, dass der Weg zu einer Ganzheitlichkeit bereits durch den Begriff des „Wohlbefindens" in der WHO-Definition angelegt wurde. Der Begriff „Wohlbefinden" impliziert bereits eine Subjektivität und wird dadurch nicht, wie es von vielen Autoren kritisiert wurde, zu einem unerfüllbaren Anspruch.

Durch die bekannt gewordene Darstellungsweise von *Travis'* „Illness / Wellness Continuum" mit der integrierten Betrachtung des Behandlungsmodells der kurativen Medizin und des Wellnessmodells, gelingt eine Begrenzung der Wirkungsfelder, obwohl *Travis* ausdrücklich darauf hinwies, dass beide Modelle koexistieren sollen und auf das Behandlungsmodell nicht verzichtet werden kann. So ist zumindest aus der Sicht der Zielbestimmungen in dem Kontinuum von Wellness und der kurativen Medizin eine Begrenzung gegeben und das Wellnesskonzept als ergänzend und/oder unterstützend mit einem prozesshaften Charakter anzusehen. Weiter kann eine Ähnlichkeit und Kongruenz zum Gesundheitskontinuum von *Antonovsky* und dem Salutogenese-Konzept nicht nur optisch, sondern auch in einer ähnlichen Begrifflichkeit eines „Kontinuums" mit den auch inhaltlichen Parallelen wie einer aktiven Anpassung, der Wichtigkeit der eigenen Einstellung, ressourcenorientierten Entwicklung und einer Überwindung einer Heterostase gesehen werden.

Grundlegende Unterschiede zwischen dem Wellnesskonzept und dem herkömmlichen Behandlungsmodell sind in einer Aufhebung der Nicht-Verantwortlichkeit des Erkrankten in einer passiven Rolle als „Opfer" zu sehen und in einer Motivation durch die Möglichkeit eines zu erreichenden Wohlbefindens im Gegensatz zu einer im klassischen Konzept gelagerten Angst vor Krankheit und Schmerzen als Motivation.

Wellness versteht sich in Definition und Konzeption als grundsätzlich komplementärer Entwurf zum traditionell pathogenetisch orientierten Gesundheitssystem. Wellness-konzepte gehen von einer Eigenverantwortlichkeit und Aktivität selbst bei Krankheit aus und schließen explizit Erkrankte mit ein. Darunter wird die individuelle Fähigkeit des Einzelnen verstanden, der auch wenn er erkrankt ist, noch auf seine verbliebenen psychischen und/oder mentalen Ressourcen zurückgreifen und fördern beziehungsweise verbessern kann, um diese zu einem individuell bestimmten Grad einer Erreichung von „High Level Wellness" zu bringen.

Hertel ist der Meinung, dass eine Frage nach der konzeptionellen Unterscheidung zwischen Wellness, Gesundheit, Gesundheitsförderung, Prävention und Präventivmedizin, aufgrund des „(...) Zusammenwachsens der Begriffsbedeutungen kaum beantwortet werden kann" (Hertel 1992, S. 38) und „(...) dass wenngleich Wellness in den USA zum gebräuchlichen Synonym für Prävention und Gesundheitsförderung geworden ist, [...] Theoretiker immer wieder die Eigenständigkeit und damit Unterschiedlichkeit dieser Konzepte herausstellen" (Hertel 2001, S. 2).

So wird nach einem neuen Verständnis, wie es auch *Kickbusch*[16] erfasste, das sowohl dem Wellness-Begriff als auch der Definition von Gesundheit durch die WHO zugrunde liegt, diese zu einem Wert an sich, der nicht hauptsächlich für ein Resultat therapeutischer Bemühungen steht, sondern als ein Ausdruck einer selbst verantworteten, das eigene Wohlbefinden umfassend fördernden Lebensweise.

---

[16] A. a. O.

3.   Wellness in den USA

Die starke Popularität des Wellnesskonzeptes in den USA war ein entscheidender Beitrag in der Entwicklung der amerikanischen Gesundheitsförderung, was auch bis heute zu einer sukzessiven Verschmelzung der Begrifflichkeiten von Wellness, Gesundheit, Gesundheitsförderung und Prävention und einer Implementierung des Begriffs in den Alltag in den USA führte. Unter Wellness werden jedoch heute in den USA auch Produkte und Dienstleistungen verstanden, die die Gesundheit fördern und unterstützen sollen.

In den siebziger Jahren des letzten Jahrhunderts glaubte man in Nordamerika, mit Wellness, wie es von *Ardell* formuliert wurde, ein effektives und zugleich effizientes Handlungskonzept gefunden zu haben" (vgl. Hertel 1992, S. 39).

In diesem Abschnitt wird Wellness in den USA, dessen Verbreitung in der betrieblichen Gesundheitsförderung sowie Evaluationsergebnisse von Wellnessprogrammen vor-gestellt. Ein kurzer Gesundheitssystemvergleich zwischen den USA und Deutschland eitet zur Problematik der Adaption von betrieblichen Wellness- und Gesundheitsför-derungsprogrammen hin.

3.1   Entstehung und Verbreitung der Wellnessbewegung

Verschiedene Randbedingungen führten in den USA zu der Entstehung und Verbreitung des Wellnessgedankens zu einer Wellnessbewegung, die in den siebziger Jahren ihren Anfang nahm (vgl. Hertel 1992, S. 39 ff):

1. Publikationen mit Wirkung auf die Gesundheitspolitik, weil unter anderem die Notwendigkeit von Reformationen des Gesundheitssystems angemahnt wurde;

2. Kostenexplosion im Gesundheitswesen, von denen in erster Linie Unternehmen und Betriebe betroffen waren, sodass von dieser Seite aus nach einer Abwendung dieser Entwicklung gesucht und sich für eine „neue" Gesundheitsförderung eingesetzt wurde;

3. Verändertes Verbraucherbewusstsein: Verbraucher zeigten ein verstärktes Interesse an Aufklärung zu gesundheitlichen Informationen, was mit einer gleichzeitigen Kritik an einer gesellschaftlichen Entfremdung und einem reinen Materialismus verknüpft war;

4. Wachsendes Wissen um psychosomatische und psychosoziale Interaktionen, was auch ein Interesse der „Fachwelt" auf das Wellnesskonzept bezog;

5. Protestbewegungen, die sich gegen die klassische kurative Medizin der 60 er und 70 er Jahre mit einer Reparaturmedizin sowie einem reduktionistischen und autoritären Medizinsystem richteten, und eine Verlagerung des Fokus auf Möglichkeiten präventiver und holistischer Ansätze suchten;

6. Steigendes Interesse amerikanischer Unternehmen, die sich von dem Wellnesskonzept einen mehrfachen Nutzen versprachen;

7. Publikationen mit einer großen Breitenwirkung auf die Bevölkerung, die die Ziele und Inhalte der ersten Wellnesskonzepte beeinflussten und prägten (Ernährungsbewusstsein, Selbstverantwortung und Selbsthilfe für Gesundheit, Körperliche Fitness sowie Stressbewältigung;

8. Massenbewegungen, die als nationale Bewegungen wie der Ganzheitsmedizin, Umwelt- und Frauenbewegung auf den Wellnessgedanken ansprachen;

9. Forschungsarbeiten zum Einfluss des Lebensstils auf die Gesundheit, die z. B. durch Ergebnisse der Framingham-Studie, die als Grundlage für den später entwickelten *„Health Risk Appraisal*[17]" diente, weitere Argumente für einen Zusammenhang zwischen Lebensstil und Krankheit sowie Tod lieferte;

10. Tätigkeiten verschiedener nationaler Organisationen, wie beispielsweise *„The Society for Prospective Medicine"* oder *„ The Presidents Council on Physical Fitness and Sports"*, die durch gemeinsame Konferenzen und der Vorlage eigener Lebensstilkonzepte und Gesundheitsförderungsprogramme ein Interesse am Wellnesskonzept im Sinne einer gesunden Lebensweise förderten.

3.1.1 Wellness in nordamerikanischen Unternehmen

In den USA werden seit den 70 er Jahren betriebliche Gesundheitsförderungsprogramme häufig auch als „Wellnessprogramme", „Corporate Wellness" oder sogar synonym für „Health Promotion" verwendet und propagiert. Es wurde damit begründet, um Unterschiede zu klassischen Risikoreduktionsprogrammen zum Ausdruck zu bringen und den Wellness-Begriff unter Marketingaspekten in interner und externer Kommunikation integrieren zu können (vgl. Hertel 1992, S. 36 und S. 41).

---

[17] Zum „Health Risk Appraisal" (HRA), siehe auch Kap. 3.1.1

Das gestiegene Interesse amerikan scher Unternehmen an Wellness und Gesundheitsförderung war unter anderem in der genannten Kostenentwicklung des Gesundheitssystems begründet. Zusätzlich wurden jedoch auch die bis dahin vorwiegend eingesetzten
individualzentrierten Präventivstrategien, die Risikofaktoren-Modelle und eine „blaming the
victim"- Strategie in der betrieblichen Gesundheitsförderung zunehmend kritisiert und ein
Schwerpunktwechsel zum Einbezug sozialer und kultureller Lebensweisen gefordert
worden. Es wurden systemorientierte Konzepte der betrieblichen Gesundheitsförderung
entwickelt, die vier Faktoren herausstellten (ebd.):

- Der Mensch wird als Teil eines offenen, dynamischen Systems aufgefasst.
- Gesundheitsgefährdende Faktoren sollten stärker identifiziert werden.
- Die Epidemiologie von Gesundheit ist als wichtig und erforderlich herauszustellen.
- Die Struktur und Natur von Arbeit muss stärker als bisher berücksichtigt werden.
- Für die Entwicklung und Beibehaltung eines gesunden Lebensstils ist die Einbe-
  ziehung von Arbeitskollegen, Familie und Kommune bedeutsam.

Im weiteren Verlauf wurden auch von wissenschaftlicher Seite aus einige bedeutsame
Veröffentlichungen für eine erweiterte Sicht von gesundheitsförderlichen Maßnahmen in
Unternehmen erstellt (vgl. Hertel 1992, S. 43). Diese befassten sich unter anderem mit
einer Neuorientierung der Programme an ökologischen und kontextbezogenen Strategien
(Minkler 1989; Sandorff u.a. 1990; Scofield 1990 in Hertel 1992, S. 43), der Einbeziehung
von Familienangehörigen in die Wellnessprogramme (Ham 1989; Vass / Walsh-Allis
1990), eine stärkere Verzahnung von Wellnessprogrammen und „Employee Assistance
Programs[18]" (EAP`s), (Blum u.a. 1990; Rothstein 1991 in Hertel 1992, S. 43) und der
Implementierung des Empowerment-Modells in die Programme (Carrier 1991 in Hertel
1992, S. 43; Kickbusch 1990).

Calkins akzentuiert, dass es keine favorisierten Schemata zur Erstellung von
Wellnessprogrammen mit gleichzeitiger Akzeptanz bei Arbeitgebern und Arbeitnehmern
gegeben hat. Für eine effektive Implementation und für ein von allen akzeptiertes
Wellnessprogramm, geben Betriebsärzte mit langjähriger Erfahrung sowie Kritiker
korporativer Gesundheitsförderungsprogramme an, dass ein Langzeitmanagement die
Unterstützung durch die Firmenleitung, die Beteiligung der Arbeitnehmer bei der
Programmerstellung, eine professionelle Leitung, klar definierte Ziele, die Beachtung der

---

[18] EAP`s deckten traditionell Bereiche ab, die nicht in „worksite health promotion" oder Wellnessprogrammen
eingeschlossen waren. Dazu gehörte der Umgang mit Drogenmissbrauch, insbesondere Alkoholismus,
psychische und auch soziale Problematiken (vgl. *Brody* 1988, S. 15).

Vertraulichkeit, Werbung und die Einbeziehung der Familie die Schlüsselpunkte für einen Erfolg darstellen (vgl. Calkins 1990, S. 453).

An dem folgenden Beispiel des Unternehmens „*Conoco Oil*" in Houston, wird verkürzt exemplarisch aufgezeigt, wie die Umsetzung eines Wellnessprogramms[19] in der betrieblichen Gesundheitsförderung geplant wurde (vgl. Hertel 1992, S. 43).

Das Unternehmen wollte mit seinem Wellnessprogramm die Mitarbeiter nicht mehr nur auf der körperlichen Ebene, sondern vor allem auch emotional erreichen, da davon ausgegangen wurde, dass „(...) das konventionelle Modell der Risikofaktorenreduktion als Symptomunterdrückung verstanden und abgelehnt" (ebd.) wurde. Das Unternehmen entschied sich von daher für eine neue Herangehensweise unter professioneller Anleitung wie einem Wellnessbeauftragten, der neben dem Betriebsarzt das Interesse der Mitarbeiter an den Bedingungen des eigenen Lebens wecken sollte. Ein Wechsel von rein intellektuell - kognitiven Programmen der betrieblichen Gesundheitsförderung auf mehr erlebnisorientierte Programme waren dabei grundlegend.

Die Teilnehmer wurden nicht mehr nur als Symptomträger (Übergewichtige, Herzinfarkt-gefährdete und Raucher) identifiziert, sondern ihnen wurde auf einer eher erlebnis- und prozessorientierten Ebene vermittelt, dass sich ihre gegenwärtig gesundheitlich individuellen „Fehlverhaltensweisen" in einem komplexen Zusammenhang auf emotionaler sowie auch körperlicher Ebene befinden. Dementsprechend wurden Wellnessprogramme entwickelt, die durch einen spezifischen Ansatz wie etwa dem der Selbsterfahrung eine langfristige Veränderung der emotionalen Lage bewirken sollten. Die Informationskampagnen auf einer Ebene der kognitiven Wissensvermittlung wurden bei „*Conoco Oil*" zurückgenommen und wie aufgeführt durch psychosoziale Angebote ersetzt (vgl. Hertel 1992, S. 44).

Seit den 80er Jahren wird vor die Teilnahme in einem Wellnessprogramm ein „*Health Risk Appraisal*" (HRA) mit einer individuellen Einschätzung des Gesundheitsrisikos in Form eines selbstauszufüllenden Fragebogens und einer medizinischen Untersuchung gestellt.

3.1.2 Evaluation von Wellnessprogrammen

Das Interesse an Wellness und Gesundheitsförderung verschiedener nordamerikanischer Unternehmen war in erster Linie durch die gestiegenen Kosten begründet. Dabei wuchsen die finanziellen Aufwendungen der amerikanischen Wirtschaft für ihre Beschäftigten von 1977 bis 1988 um 150%, die Lebenshaltungskosten jedoch lediglich um 62%. Die US-

---

[19] Zu den Wellnessprogrammen gehören auch: medizinische Check-ups, Schutzimpfungen, Bewegungstraining, Ernährungsberatung oder Raucherentwöhnung (vgl. o.V. 1996, S. 140).

Unternehmen bezahlten dabei im Durchschnitt 85% der Krankenversicherungsbeiträge[20] ihrer Beschäftigten und 75% der Familienversicherung (vgl. Hertel 1992, S. 42).

Korporative Wellnessprogramme wurden in den USA im Hinblick auf ihre Effizienz und die Effektivität umfassend evaluiert und in verschiedenen Publikationen dargestellt. Die auf der folgenden Seite dargestellten Evaluationsstudien von 1982 – 1990 geben einen vergleichenden Überblick zu einiger der wichtigsten Untersuchungen der Wellness- und Gesundheitsförderungsprogramme in Betrieben. *Hertel* stellt dazu fest, dass sich darin die einerseitige Dominanz der indivicualzentrierten Risikoreduzierungs-Ansätze deutlich macht, andererseits aber auch die methodischen Schwächen der Studien erkennbar werden lässt. Besonders Untersuchungen zur Kosteneffektivität der Programme würden nur zu einem geringen Teil grundlegend methodischen Anforderungen genügen und könnten demnach einer abgeleiteter Generalisierung Stand halten. *Pelletier* stellt jedoch zu den Evaluationsergebnissen heraus, dass ein wissenschaftlicher Nachweis trotz methodischer Schwächen bei den Programmen nicht abgestritten werden kann (vgl. Pelletier 1991 in Hertel 1992, S. 42).

Zu der Einsicht, dass die größten ökonomischen Gewinne nicht aus finanziellen Einsparungen, sondern aus Produktivitätssteigerungen herrühren, kommen verschiedene Autoren. Sie betonen dabei den Wechsel von einer rein monetär geleiteten Motivation der Unternehmen für die Durchführung von Wellness- und Gesundheitsförderungsprogrammen zu einer ansteigenden Erkenntnis der Betriebe, dass sich eine gesteigerte Arbeitsmoral und ein Marketing für die Programme des eigenen Unternehmens für die Gewinnung neuer und die Beibehaltung alter Mitarbeiter als bedeutsam herausstellt. Zu diesen Vorteilen werden auch die Steigerung der Attraktivität ganzer Branchen gezählt, sowie einzelne geographische Lagen der Unternehmen mit einem Arbeitsplatzmangel (ebd.).

---

[20] Erläuterungen zum US-amerikanischen Krankenversicherungssystem ab S. 31.

Evaluationsstudien betrieblicher Gesundheitsförderungs-und Präventionsprogramme in den USA von 1982-1990

Studie	Fragestellung der Evaluation	Stichproben-größe	Merkmale der Beschäftigten	Vergleichs-gruppe	Evaluations-zeitraum	Abhängige Variablen	Evaluations-design	Untersuchungs-Gegenstand (Selbstauswahl?)	Ergebnisse
Canada & North America Life; *Shepard u.a., 1982*	Veränderung in der Inanspruchnahme von Gesundheitsversorgungsleistungen nach der Einrichtung eines Fitness–Programms für die Beschäftigten	EG[21]: 392 KG: 142	Beschäftigte, die an 3 Fitnesstests teilnahmen (392 von 1.487)	Ja	1 Jahr	Versicherungsdaten über Krankenhausaufenthalte sowie 4 Bereiche med. Leistungen (EKG, Geburtshilfe, Orthopädie u.a.)	Prä/Post, Teilnehmer vs. Nicht-Teilnehmer	Analysierte Kosten von Teilnehmern vs. Nicht-Teilnehmern derselben Firma	**Teilnehmer hatten weniger Krankenhaustage und weniger medizinische Kosten**
Tenneco; *Bernacki & Baun* 1984	Beziehung zwischen Sport/Bewegung und Arbeitsleistung	3.231 Beschäftigte von Tenneco	Management: 561 Facharbeiter: 1.265 Büroangestellte: 1.078 Andere: 327	Nein	6 Monate	Arbeitsleistung	Vergleich von Sporttreibenden vs. Nichtsporttreibenden nach 3 Aktivitätsgraden	Selbstauswahl	**Sport u. Arbeitsleistung stehen in Beziehung, besonders bei steuerpflichtigen Frauen; positive Beziehung zw. Sport u. Arbeitsleistung bei Führungskräften, aber auch in anderen Kategorien**
Blue Cross California; *Lorig u.a.* 1985	Evaluierung eines Gesundheitserziehungsprogramm mit dem Ziel der Verminderung unnötiger ambulanter Behandlungen	5.191 Beschäftigte	Beschäftigte von 22 Firmen	Ja	15 Monate	Arztbesuche (Selbstauskunft)	Prä/Post „quasiexperimentell", gestufte Intervention	Selbstauswahl	Verminderte Anzahl von Arztbesuchen
Johnson & Johnson; *Blair u.a.* 1986	Nutzen von Maßnahmen zur Steigerung des regelmäßigen Sporttreibens im Rahmen des Gesamtprogramms „Live for Life"	EG: 2.600 KG: 1.700	Alle teilnahmeberechtigten Beschäftigten von Johnson & Johnson in 4 Betriebsniederlassungen	Ja	2 Jahre	Schätzungen des tägl. Energieverbrauchs, maximaler Sauerstoffverbrauch, Selbstauskunft und Einstufung der Sportaktivitäten	EG erhielt ein Gesundheits-Screening plus – Programm; KG erhielt nur ein Gesundheits-screening	Freiwillige und Zufallsauswahl von Nichtteilnehmern zum Startzeitpunkt und 2 Jahre später	**Teilnehmer hatten eine höhere Zunahme im Energieverbrauch, Selbstauskunft**
AT & T; *Spilman u.a.* 1986	Auswirkung des Programms auf den Gesundheitszustand der Beschäftigten, gesundheitsbezogene Einstellungen und Verhaltensweisen gegenüber der Firma und der Arbeit	Untersuchte Niederlassungen: 1.198 Pers Vergleichsniederlassungen: 1.673 & 1.425	Zufällig ausgewählte Beschäftigte von AT & T sowie eine gesamte Belegschaft aus Bedminster, New Jersey	Ja	1 Jahr; eine Gruppe ohne Intervention, nur HRA	Biometrische Daten, Risikoberechnungen, Einstellungen zu Gesundheit und Arbeit, Selbstauskunft, Fehltage	Prä/Post mit 2 Vergleichsgruppen	70-82% Teilnahmequote in den untersuchten Niederlassungen; Zufallsauswahl bei den KGn	**Niedrigeres Gesundheitsrisiko; positive Einstellungsänderungen, Zunahme gesundheitsförderlicher Verhaltensweisen**
Du Pont; *Bertera* 1990	Auswirkung eines ganzheitlichen Gesundheitsförderungsprogramms auf Fehlzeiten in einem Großunternehmen mit mehreren Standorten	EG: 4 Betriebe mit 29.315 Beschäftigten KG: 19 Betriebe mit 14.573 Beschäftigten	Gewerblich ("blue collar") Verwaltung ("white collar")	Ja 19 Kontrollbetriebe	2 Jahre	Krankheitstage	Prä/Post KG Design ohne Randomisierung	Nein	**Gewerblich Beschäftigte der Interventionsbetriebe hatten eine 14%-Verringerung b. Krankheitstagen, nach 2 Jahren Kosten-Nutzen von $ 2.05 zu $ 1.00**

Tab. 1: Evaluationsstudien betrieblicher Gesundheitsförderungs- und Wellnessprogramme (nach Pelletier 1991 in Hertel 1992, S. 47)

21 EG: Experimentalgruppe, KG: Kontrollgruppe

3.2 Problematik von transnationaler und –kultureller Übertragbarkeit auf Deutschland

Eine Problematik der transkulturellen und -nationalen Übertragbarkeit von Wellness-programmen von den USA nach Deutschland wird von *Calkins* herausgestellt. Wellnessprogramme, die sich in den USA als erfolgreich im Sinne eines „Return on Investment" erwiesen haben, an beispielsweise die Tochtergesellschaften großer Unternehmen im europäischen Ausland zu exportieren, sollten vor einer Einführung und Adaption sorgfältig geprüft, bevor sie geplant und implementiert werden (vgl. Calkins 1992, S. 457).

Der Autor kommt zu der Feststellung, dass die Programme nicht „blind" auf europäische Firmen übertragbar sind, weil sich US-amerikanische Unternehmen von den europäischen Betrieben nicht nur hinsichtlich ihrer internen Firmen- und Konzernstruktur, sondern insbesondere auch durch ihre äußeren Rahmenbedingungen, wie z.B. direkte Eingriffe staatlicher Stellen und politischer Druck seitens von Interessengruppen wie z. B. Gewerkschaften in Deutschland unterscheiden, und zudem auch die verschiedenen Krankenversicherungssysteme beider Nationen stark voneinander abweichen (vgl. Calkins 1992, S. 451 ff). *Calkins* kommt bei seiner Annahme von einer Nichtübertragbarkeit weiterhin zu der Schlussfolgerung, dass „(...) spezifisch europäische Komponenten, wie eine hohe Beschäftigungssicherheit sowie Krankengesetze und deren Bestimmungen, verursachen, dass Wellnessprogramme nach amerikanischer Art weniger attraktiv sind" (Calkins 1992, S. 457).

Während in den USA große Unternehmen die Möglichkeit haben, den Beitragssatz für die Krankenversicherung ihrer Mitarbeiter mit den Versicherungsträgern auszuhandeln, sieht das deutsche System der gesetzlichen Krankenversicherungen (GKV) vor, dass alle Mitglieder einer Krankenversicherung den gleichen Beitragssatz zahlen. Dieses Solidaritätsprinzip bedeutet einen Unterschied im finanziellen Anreiz der Betriebe, Gesundheitsförderungsprogramme einzuführen. Die Betriebe in den USA, die für die gesamte Arbeitnehmerschaft einen Gruppentarif mit den Krankenversicherungen aushandeln, haben die Möglichkeit niedrige Beiträge auszuhandeln, wenn das Erkrankungsrisiko ihrer Mitarbeiter sinkt (vgl. Adams / Lösche 1998, S. 681 ff). In Deutschland trifft dies im Regelfall nicht zu. Lediglich Betriebe mit eigener Betriebskrankenkasse oder Teilnehmer am Pilotprojekt des „prospektiven Beitragsbonus" wie der der AOK Niedersachsen, können in gewissem Masse durch eigene Anstrengungen im Gesundheitswesen ihre Beitragssätze senken (vgl. Drupp / Osterholz 1998, S. 352 ff).

Bezüglich der gesellschaftlichen Rahmenbedingungen zu betrieblichen Gesundheits-förderungsprogrammen werden Maßnahmen in Deutschland im Gegensatz zur USA wesentlich stärker vom Gesetzgeber reguliert. Im Sozialgesetzbuch (SGB) wurde festgelegt, welche Institutionen für welche Art von Maßnahmen zuständig ist. Gesetzlich geregelt ist im Sozialgesetzbuch ebenso, dass Krankenkassen nur in begrenztem Umfang für die betriebliche Gesundheitsförderung Beitragsmittel aufwenden dürfen. In den USA hingegen ist diese Zuständigkeit weniger geregelt. Es gibt zwar eine Behörde zur Beaufsichtigung der Einhaltung von Bestimmungen zu Arbeitssicherheit und Gesundheitsschutz der Arbeitnehmer (*„Occupational Safety and Health Administration"*), es werden aber keine Zuständigkeiten für Gesundheitsförderungsmaßnahmen an gesellschaftliche Institutionen verteilt.

Die statistisch repräsentativen Erhebungen von Daten werden in den USA durch das *„Office of Disease Prevention and Health Promotion"* durchgeführt, während in Deutschland dafür keine staatliche Institution zuständig ist. *Heyer* akzentuiert dazu, dass ein Vergleich von Evaluationsstudien zwischen den USA und Deutschland gezeigt hat, dass bei Massnahmen der betrieblichen Gesundheitsförderung in den USA „(...) wesentlich mehr Wert auf ein anspruchsvolles Untersuchungsdesign (...)" (Heyer 2001, S. 96) gelegt wird, als in deutschen Evaluationsstudien, die zusätzlich auch noch weniger durchgeführt werden.

Als Erklärungsmöglichkeit für kaum vorliegende Evaluationen zu ökonomischen Effekten von betrieblichen Gesundheitsförderungsprogrammen, wie sie in den USA unter dem Stichwort des „Return on Investment" durchgeführt werden, nimmt *Heyer* an, dass Gesundheitsförderungsprogramme in Deutschland eher „(...) als eine soziale Aufgabe angesehen und unter Imageaspekten (...)" (Heyer 2001, S. 100) von Firmen und Unternehmen eingeführt werden.

Weiter stellt er heraus, dass der Anteil von verhältnisorientierten Maßnahmen in Deutschland größer ist als in den USA, obwohl jedoch in beiden Ländern mehrheitlich verhaltensorientierte Konzepte und Programme durchgeführt werden (vgl. Heyer 2001, S. 101).

4. Wellness in Deutschland

Die Nachfrage nach Wellnessprogrammen der betrieblichen Gesundheitsförderung in Deutschland hat sich bis auf wenige Ausnahmen wie z. B. bei *Siemens, Lufthansa* und *Porsche* nicht in solchen Ausmaßen verbreitet wie in den USA (vgl. Leerndertse 1999, S. 92).

Stattdessen wurde vor allem der Begriff und weniger das Konzept von Wellness Mitte der 80 er Jahre für eine „neue Fitness". „Neue Welle" oder als „Modeerscheinung" aus den USA tituliert und in verschiedensten Medien dementsprechend dargestellt. *Hertel* weist daraufhin, dass dieser Umstand Anfang der 70er Jahre ebenso auch in den USA zu beobachten war, wo durch die großen Unterschiedlichkeiten der fachlichen Publikationen und der Verwendung eines heterogenen Begriffsverständnisses von Wellness eine Verunsicherung und Distanzierung der Professionellen in der Gesundheitsförderung stattgefunden hat (vgl. Hertel 1992, S. 36).

In diesem Abschnitt wird vorgestellt, wie sich Wellness in Deutschland vor allem in Produkten und Dienstleistungen in verschiedenen Erscheinungsformen und unter dem Einfluss gesellschaftlicher Trends verortete, und wie sich der aktuelle Begriff des Medical Wellness im Kontext wachsender Gesundheitsmärkte darstellt.

4.1 Der Megatrend Gesundheit und die Entwicklung eines Lifestylephänomens

Mitte der 80er Jahre breitete sich in Deutschland die sogenannte „Fitnesswelle" aus den USA aus und sorgte dafür, dass Aerobic, Jogging, Kraft- und Körpertraining zu einem Lifestyle- und Gesundheitstrend wurden. Fitness wird von *Horx* als „(...) eine sinnvolle und berechtigte Reaktion gegen die industriellen Lebensgewohnheiten – zuviel Sitzen, zuwenig Bewegung" (Horx 2002, S. 116) gesehen. Er geht jedoch davon aus, dass die „Fitnesswelle" der 80er Jahre neue Zwänge und ein neues Ideal vom eigenen Körper erzeugten, dem Hunderttausende in einer Leistungsgesellschaft hinterherstrampelten, und prognostiziert eine Entwicklung, die auf eine „Renaissance" der Körperlichkeit als Ausdruck eines neuen Lebensgefühls und eines ihn beinhaltenden Lebensstils in einer neuen körperorientierten Wellness-Ära zusteuert (ebd.). Der Körper wird zur letzten Bastion des autonomen Ichs, zum Instrument einer neuen Sinnlichkeit und wird im Zuge dessen auch seine Konturen ändern (vgl. Horx 2002, S. 107). „Der „moderne Body" scheint nach *Horx* beliebig korrigierbar, sein Alterungsprozess hinausgeschoben und seine Funktionen ökonomisiert" (Horx 2002, S. 107) zu werden .

Nachdem *Beck* von einer „Risikogesellschaft", und *Schulze* von einer „Erlebnisgesellschaft" gesprochen hatten, postulierte *Opaschowski* bereits in den achtziger Jahren: Aus Fitness wird Wellness werden. Er stellt dabei heraus, dass jeder der regelmäßig joggen würde, dies auch mindestens 1,5 Jahre lang tun müsste, um 2 Jahre länger leben zu können (vgl. Opaschowski 2003, S. 8). Dieser Rechnung verweigern sich nach *Opaschowski* immer mehr Menschen und „(...) sehnen sich nach Fitness auf die sanfte Tour" (ebd.). Demnach entwickelt er ein Bild einer „Wohlfühlgesellschaft", in der die Entwicklung und Verbreitung von Wellness vor allem Ausdruck einer vom ständigen Leistungsdruck, Zeitnot und Schnelligkeit geplagten Gesellschaft zu einer zunehmenden Rückbesinnung des Menschen auf sich selbst, auf den eigenen Körper aber auch auf Geist und Seele ist.

Damit zeichnet sich ein in den letzten Jahren an Breite gewinnender und anhaltender Trend ab, der von den Autoren auch als „Megatrend der Gesundheit" bezeichnet wird.

Folgt man in diesem Zusammenhang den Überlegungen der Zukunftsforschung und dem derzeit wohl bekanntesten Vertreter der 1926 von Nikolai *Kondratieff* begründeten Theorie der „langen Wellen [22]" *Nefiodow*, dann wird der Leitsektor des der Informationsgesellschaft folgenden konjunkturellen Langzyklus (des sogenannten „6. Kondratieff") durch den Megatrend Gesundheit bestimmt sein. Nach *Nefiodows* Einschätzung ist die Aufschwungphase des 5. Kondratieff, dessen Basisinnovation die Informationstechnik war, im Wesentlichen vorüber. Die für das Auslaufen eines Langzyklus typischen Krisensymptome wie hohe Arbeitslosigkeit, Unterbeschäftigung, Umwelt- und Gesundheitsschäden, Stressbelastung und eine allgemeine Zukunftsangst sind dabei allgegenwärtig. Dieses Problempotenzial, wie auch der demografische Trend zur älter werdenden Gesellschaft, lassen zugleich auf neue Bedarfsfelder der Gesellschaft schließen, die wiederum zum nächsten Träger eines neuen langen Aufschwungs werden könnten (vgl. Nefiodow 2001, 1 ff). Nach *Nefiodcw* bildet sich neben anderen Wachstumsfeldern wie der Biotechnologie, bei der sich die Entschlüsselung des Humangenoms und dessen Anwendungsmöglichkeiten bereits deutlich abzeichnet, die Gesundheit im ganzheitlichen Sinn, physisch, seelisch, geistig, ökologisch und sozial, als zentraler Leitsektor heraus (vgl. ebd.).

4.2 Der Wellnessmarkt

Eine wichtige Problematik in Bezug zur Beschreibung des Wellnessmarkts ergibt sich aus einer bislang uneinheitlichen Definition von Wellness, einer Ab- und Begrenzung und damit auch der Erfassung eines Gesamtvolumens aller Branchen, Wirtschaftszweige,

---

[22] *Kondratieff* begründete, dass die wirtschaftliche Entwicklung in marktwirtschaftlich organisierten Ländern nicht allein durch kurze und mittlere Konjunkturschwankungen charakterisiert ist, sondern auch durch lange, über 45 bis 60 Jahre andauernde Phasen, die jeweils durch eine bedeutende Basisinnovation (Dampfmaschine, Eisenbahn, Elektrizität, Automobil und Informationstechnologie) eingeleitet werden (vgl. Nefiodow 2001, 2 ff)

Dienstleistungen, Maßnahmen und Produkte, die sich auf dem Wellnessmarkt befinden (vgl. Hertel 2003b, S. 2).

Dabei ist den Massenmedien eine Schlüsselrolle zur Popularisierung des heutigen Wellnessverständnisses zuzuschreiben. Diese „Wellness-Revolution" (Kickbusch 2003b, S. 1), beschränkt sich nicht nur auf eine „Medienexplosion" von Büchern und Ratgebern zu Gesundheit und Wellness, unzähligen Seiten im Internet, den verschiedensten TV-Formaten oder spezieller gesundheitsrelevanter Zeitschriften, sondern mittlerweile auch auf politische und kulturelle Wochenmagazine, wie *Time* und *Newsweek* in den USA, sowie *Der Spiegel*, *Focus* oder *Die Zeit* in Deutschland, um hier nur einige zu nennen, die ihre Auflagen mit Spezialausgaben des Gesundheits- und Wellnessbereichs damit auch zu erhöhen versuchen (vgl. Kickbusch 2003b, S. 275).

Kickbusch spricht dem Wellnessbereich und Leistungen, die bis ins hohe Alter Lebensqualität und Selbstbestimmung ermöglichen, in den USA, wie auch in Deutschland, ein immenses Wachstumspotenzial zu. Sie akzentuiert dazu, dass der Wellnessbereich und Produkte wie auch Maßnahmen der „Lebensqualitätsmärkte" inzwischen schneller wachsen als der medizinische Markt. Sie bezieht diese Kenntnis unter anderem den Prognosen von *Pilzer* (vgl. Kickbusch 2003b, S. 274 ff). Nach Auffassung von *Pilzer* wird sich der Wellnessmarkt zu einem enormen Wachstumsmarkt entwickeln und dabei bis zum Jahre 2010 Umsätze von mehr als einer Billion Dollar realisieren (vgl. Pilzer 2002, S. 35 ff).

Kickbusch formuliert weiter, dass dabei allerdings eine Unterscheidung zwischen medizinisch notwendigen Interventionen und Medikamenten, die sich eher auf einer Ebene des dem Wohlbefinden und der Lebensqualität dienlich orientieren, immer schwieriger zu begrenzen und diese von daher auch immer schwieriger einzuordnen sind, wer diese Produkte und Dienstleistungen am Ende bezahlen soll (vgl. Kickbusch 2003a, S. 6). Trotzdem geht sie davon aus, dass ein „Steigerungsspiel" angesichts der hohen Nachfrage von Bürgern und Konsumenten weitergehen wird, auch weil diese Steigerung zur Erhöhung der eigenen Lebens- und Gesundheitsoptionen in einer neuen Lebensbewertung gewünscht wird (vgl. Kickbusch 2003a, S. 8).

Für eine Orientierung, welche Lebensqualitätsprodukte und Maßnahmen verschiedenster Dienstleistungen für den als Wellness zu bezeichnenden Bereich infrage kommen, formuliert *Kickbusch* folgende Kategorien vor (ebd.):

1. Ernährungsergänzende Produkte und Dienstleistungen (Vitamine etc.)
2. „gesunde organische Produkte", Getränke, Restaurants etc.
3. Fitness Produkte und Leistungen
4. Präventionsleistungen (Gesundheits-Check, Raucherentwöhnung)

5. Freiwillige Eingriffe und Pharmaka (kosmetische Chirurgie, „Botox", Hormone und „Viagra")
6. Alternative Medizin
7. Gesundheitsinformation, Ratgeber und Ressourcen
8. Gesundheitstourismus
9. Gesundheitspläne und –Versicherungen
10. Werbung, Marketing u.s.w.

In Deutschland fühlen sich eine Reihe verschiedenster Industriezweige zum Ein- und Umstieg in den Wellness-Bereich aufgerufen. Dazu zählt unter anderen vor allem der Konsumgüterbereich wie der der Kosmetik- und Körperpflegebranche, die OTC[23]-Pharmazeutik und Nahrungsergänzungsmittelindustrie, die Health-Food Branche, aber auch die Esoterik- und Alternativmedizinszene mit den absurdesten Lehren und Gerätschaften (vgl. Hertel 2003b, S. 3).

Auch aus der Verbindung von Ferien-, Sport- und Kurhotellerie entstanden im Laufe der Zeit Konzepte für Wellness-Hotels, die durch die sukzessiv einschneidenden Spar-maßnahmen des Gesetzgebers in das staatliche Kurwesen mit einer Neukonzeption zur „Wellness-Destination" im wachsenden Branchenzweig des Wellness-Tourismus[24], ihre wirtschaftliche Rettung sehen. Fakt ist, dass sich aus dem Projekt, Urlauber bei einem Kurzaufenthalt systematisch an Wellness heranzuführen, mittlerweile ein milliarden-schweres Geschäft mit dementsprechenden Wellnessangeboten entwickelt hat, das auch große Reiseveranstalter wie TUI oder Neckermann zu Gewinnen von 1998 bis 2000 mit bis zu 150% mehr Buchungen bringen (vgl. Hertel 2003b, S. 1).

Die folgende Abbildung gibt einen Überblick der bislang bis 2001 erfassten Branchen und und deren Produkte, die dem Wellnessbereich in Deutschland zugeordnet wurden.

---

[23] OTC steht für „Over the counter", dem freien Verkauf und Kauf über den Ladentisch.
[24] Eine Erläuterung des Wellness-Tourismus folgt ab S.

48

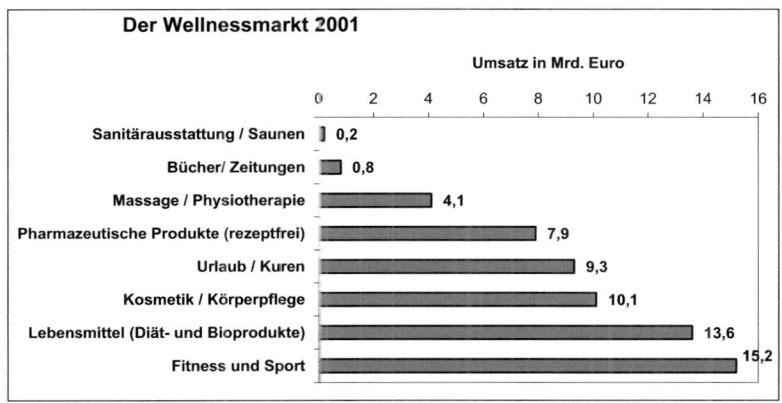

Abb. 7: Wirtschaftliche Bedeutung von Wellness in Deutschland 2001 (in Anlehnung an Illing 2002, S. 1)

Das Wirtschaftsunternehmen „Global Insight" errechnete 2003 die voraussichtlichen Zahlen zur Entwicklung des Wellnessmarktes in Deutschland. Dabei stellte sich heraus, dass sich die Einnahmen in 2001 ähnlich wie die von 2002 gestalteten. Die Wellnessbranche erlebte demnach e nen Knick in der bisherigen Entwicklung, was auf die allgemein schwache konjunkturelle Entwicklung und dem daraus zurückhaltenden Konsumverhalten der Bürger zurückgeführt wurde[25]. Die Gesamtentwicklung wird allerdings positiv gesehen, da den Berechnungen zufolge die Konsumenten zunehmend bereit sind, Präventivmaßnahmen für die Gesundheit und das Wohlbefinden selbst zu bezahlen (vgl. Hertel 2003c, S. 1).

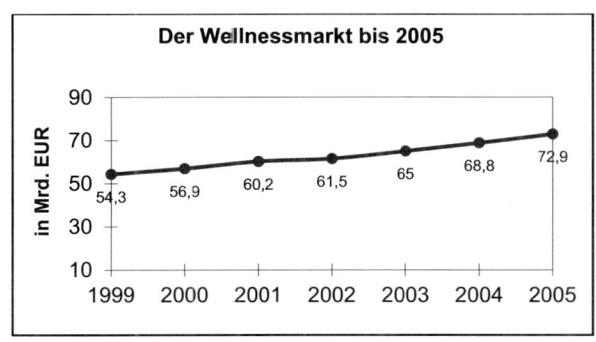

Abb. 8: Der Wellnessmarkt bis 2005 (in Anlehnung an Hertel 2003c, S. 1)

Bei einer im Juni 2002 vorgestellten Marktanalyse zum Markt von Fitness und Wellness des Wochenmagazins „Focus", wurden Trendanalysen mit relevanten Branchendaten

---

[25] Weitere Gründe der Abnahme werden auch im sogenannten „Wellnepp" vermutet (vgl. Hertel 2003b, S. 4).

nach Befragungsergebnissen der „Markt-Media-Studie" von *TdW Intermedia* 2001/2002 veröffentlicht. Bei der soziodemografischen Struktur zeichnete sich ab, dass vor allem Frauen bei der Inanspruchnahme von Wellnessangeboten eine Vorreiterrolle einnehmen. Bei Berufstätigen ergibt sich bei der soziodemografischen Struktur in der Marktanalyse von *Focus* ein in der gehobenen Mittelschicht abgebildeter Konsument von Wellnessangeboten: Das Alter dieser oben genannten Konsumentengruppe liegt dabei hauptsächlich zwischen 30-49 Jahren, bei gehobener Ausbildung und gehobener Stellung sowie mit einem Haushaltseinkommen von 2.500 EUR und mehr (vgl. Focus 2002, S. 31).

Im November 2003 veröffentlichte die Agentur „*Mediaedge*" in Zusammenarbeit mit dem Marktforschungsinstitut „*TNS Emnid*" eine Repräsentativbefragung von rund 1.300 Personen zu Einstellungen und Konsumverhalten der Deutschen im Zusammenhang mit dem Wellness-Begriff. Die wichtigsten Ergebnisse dabei waren (in Anlehnung an Hertel 2003c, S. 2):

- Befragung nach Assoziationen mit dem Begriff Wellness:

95% der Befragten assoziieren bereits etwas mit dem Begriff Wellness, wobei 62% der Befragten „Entspannung", 59 % „Wohlfühlen", 49 % „Erholung" und 45 % „Gesundheit" am häufigsten mit dem Begriff in Verbindung bringen. Die Aussagen „Jugendlichkeit" (5%), „Vorsorge" (6%) oder „Luxus" (14%) hatten die Befragten dabei am geringsten mit dem Begriff in Verbindung gebracht. Außerdem stellte sich bei der Befragung heraus, dass Männer, ostdeutsche BürgerInnen, Ältere und geringer gebildete Menschen seltener etwas mit dem Begriff verbinden konnten.

- Einstellungen zum Thema Wellness:

Die Einstellungen gegenüber Wellness stellten sich in der Marktanalyse unterschiedlich dar. Demnach gaben 44% der Befragten an, dass die „Körperpflege" und das „Körpergefühl" Basis eines glücklichen Lebens ist und 36% dabei als „gut" einschätzen, dass immer mehr Leute „durch Wellness auf ihre Gesundheit achten". Dagegen sagten 37% aus, dass Wellness nur als ein neuer Begriff für etwas schon lang Bekanntes stehen würde und 26% gaben an, dass sie den ganzen Kult um Wellness für übertrieben halten.

- Genutzte Dienstleistungen:

Von den Befragten wurden am häufigsten die Dienstleistungen „Sauna" mit 18%, „Fußpflege" mit 15% und „Massage" mit 11% bei der Nutzung genannt. Auf den ersten drei Plätzen beim „Ausprobieren" stehen „Massage" mit 47%, „Sauna" mit 35% und „Moorbäder" beziehungsweise „Fango" mit 32%. Am wenigsten von den Befragten genutzt und ausprobiert wurden die Dienstleistungen „Schönheitsfarm" mit 95%, „Akupunktur" mit 86% und „Entspannungsübungen" mit 79%.

- Befragung zur Ausgabebereitschaft:

Über die Hälfte der Befragten waren bereit im Monat bis zu 25 € für Wellness auszugeben. Dabei zeigten Frauen, Westdeutsche und höher Gebildete eine höhere Ausgabebereitschaft für Wellnessprodukte und Dienstleistungen als Männer, Ostdeutsche und geringer Gebildete. 24% der Befragten gaben an, dass sie für Wellness nichts ausgeben würden.

4.3.1 Wellness im 2. und 3. Gesundheitsmarkt

Wie *Kickbusch* bereits betonte, wird es immer schwieriger Wellness und Lebensqualitäts-produkte sowie in diesem Feld gelagerte Dienstleistungen von medizinisch notwendigen Interventionen und Medikamenten abzugrenzen und aus diesem Grund resultierend auch eindeutige Bestimmungen herzustellen, wer für Wellness und dessen Produkte und Massnahmen aufkommen soll.

Bei dem derzeitigen und weiterhin zu erwartenden Rückgang einer Kostenübernahme für Leistungen aus der solidarisch finanzierten gesetzlichen Krankenversicherung (GKV), die unter anderem auf der Grundlage der *„Evidence based medicine"*, der wissenschaftlichen Nachweisbarkeit über die Wirksamkeit von Therapien, Medikamenten und Heilmitteln oder der der medizinischen Notwendigkeit beruht, ist mit einer Kostenübernahme für Wellnessleistungen wie beispielsweise der alternativen Medizin des Ayurveda und deren angewendeter Heilmittel, welche auch dem Medical Wellness zugeordnet werden, nicht zu rechnen. Wellnessprodukte und Dienstleistungen, die sich also eher auf einer Ebene von Wohlbefinden und Lebensqualität hin orientieren, werden demnach von den Konsumenten im zweiten Gesundheitsmarkt[26] selbst bezahlt werden müssen. Unter der Selbstfinanzierung ist die Behandlung unter Barzahlung oder die indirekte Selbstfinanzierung durch entgeltpflichtige oder selbstfinanzierte Zusatzversicherungen des Patienten zu verstehen (vgl. Illing 2002, S. 7 ff). Gesundheitsprodukte und Dienstleistungen, die sukzessive aus dem Leistungskatalog herausgenommen werden, verlagern sich aus diesen Gründen n den 2. Gesundheitsmarkt, der mittlerweile als der Markt für prognostiziertes Wirtschaftswachstum schlechthin bezeichnet wird. Im zweiten Gesundheitsmarkt sollen einerseits die individuellen Gesundheitsoptionen und -ansprüche der Patienten und Konsumenten verwirklicht werden und andererseits die Realisierung des angenommenen Wachstums- und Beschäftigungspotentials des Gesundheitsmarktes erfüllt werden (vgl. o.V.(2) 2001, S. 2 ff).

Wellness und lebensqualitätsbezogene Massnahmen und/oder Produkte, wie dem besonders in der letzten Zeit publizierten Begriff des „Medical Wellness"[27] im Wellness- und Gesundheitstourismus sowie anvisierter neuer Bereiche der Rehabilitations- und Kurkliniken und Sanatorien und niedergelassener Ärzte, sind demnach ebenso in den zweiten beziehungsweise dritten Gesundheitsmarkt einzuordnen. Der 3. Gesundheits- markt wird dabei von *Illing* mit „(...) Selbst finanzierte, subjektiv empfundene Wohlfühlmaßnahmen ohne direkten therapeutischen und nachhaltigen Anspruch" (Illing 2002, S. 11) bezeichnet.

Nach *Illing* gibt es in Deutschland Bestrebungen, für den zweiten Gesundheitsmarkt einen sogenannten IGEL[28]-Katalog zu erstellen und Abrechnungsziffern in Anlehnung an die GOÄ[29]-Positionen einzuführen und zu etablieren. Auf diese Weise sollen im Bereich von Wellnessleistungen wie z. B. dem des Medical Wellness Bereichs Qualität und Transparenz geschaffen werden. Dabei soll jede IGEL-Leistung vor einer Aufnahme in die Liste von einem Gremium auf ihre medizinische Wirksamkeit hin überprüft werden, deren Nachweis durch wissenschaftliche Studien zu erbringen ist (vgl. Illing 2003, S. 4).

Illing schränkt dazu allerdings ein, dass dabei „(...) ein gewaltiger Marktbereich außer Acht gelassen werden muss, da zahlreiche Anwendungen in einer Grauzone von Medizin und Placebo-Wohlbefinden (...)" nicht mit der geläufigen Methodik zu erfassen sind und dennoch stark nachgefragt werden (Illing 2003, S. 4). Die Selbstzahlermedizin im 2. Gesundheitsmarkt steht deswegen vor einem gewaltigen Dilemma. Wirtschaftlich interessante Behandlungsangebote stehen für Kliniken und weitere mögliche Anbieter dieser Leistungen, außerhalb einer direkten wissenschaftlichen Nachweisbarkeit (vgl. ebd).

4.2.2 Rehabilitations-, Kurkliniken und Sanatorien als neuer Markt?

Wie bereits beschrieben hat sich der wachsende Zweig des Wellness-Tourismus mit neuen Konzeptionen der Reiseveranstalter zu einem expandierenden Bereich entwickelt. Für etwa zwei Drittel der deutschen Bevölkerung ist der Faktor Gesundheit dabei zu einem wichtigen Urlaubsmotiv geworden (vgl. Lohmann 1999, S. 104).

Der Wellness-Tourismus gilt als ein Unterbegriff des Gesundheitstourismus. Dabei umfasst der Wellness-Tourismus „die Gesamtheit der Beziehungen und Erscheinungen, die sich aus der Reise und dem Aufenthalt von Personen mit dem Hauptmotiv der Erhaltung oder Förderung ihrer Gesundheit ergeben" (Lanz Kaufmann 1999, S. 2). Bei entsprechender Fachkompetenz und individueller Betreuung des Personals in einem

---

[27] A. a. O.
[28] „IGEL" steht für: Individuelle Gesundheitseinzelleistungen.
[29] „GOÄ" steht für: Gebührenordnung für Ärzte

52

darauf spezialisierten Hotel, können Nachfragen zu den Elementen Fitness/Körperpflege, gesunde Ernährung, Entspannung und geistige Aktivität und Bildung erfolgen (vgl. ebc.). Auch Kurorte und Heilbäder werden dabei ins Visier genommen, da sie das Fundament „des geballten Angebots auf engem Raum" (Steinbach 2001, S. 74) unterstützen. Durch den Imageverlust der traditionellen Kur und Rehabilitation und das positive Image des Wellnessaufenthalts, sind die Marktchancen für den Wellness-Tourismus als sehr gut zu bezeichnen. *Reppel* formuliert dazu eine Liste mit den Vorteilen des Kurortes (in Anlehnung an Reppel / Berg 2001, S 75):

- gute Standortfaktoren wie Klima, ruhige und natürliche Umgebung etc.
- breite, bereits bestehende Angebotsbasis
- Assoziationen mit medizinisch-gesundheitlicher Kompetenz
- Kurklinken mit gutem Management
- langfristig stabile Nachfrage durch die demographische Entwicklung und die Veränderung des Krankheitsspektrums

Der Wellness-Tourismus unterscheidet sich jedoch von der Begrifflichkeit der Kur und auch von dem der Rehabilitation, obwohl insbesondere Medical Wellness im wachsenden Bereich des Gesundheitstourismus und Wellnessurlaub auch in einem Kurhaus, Rehabilitationseinrichtung oder Sanatorium stattfinden kann, es dabei aber vor allem aus gesundheitspolitischer Sicht notwendig erscheint, den Wellness-Tourismus von der Kur oder Rehabilitation mit Anschlussheilbehandlung abzugrenzen. Der entscheidende Unterschied liegt in der Beanspruchung der Angebote durch gesunde Personen, die ihre Gesundheit erhalten oder sogar steigern wollen und kranke Personen, die mit Funktionsstörungen oder Behinderungen in eine Rehabilitation oder Kur kommen. Wellness-Tourismus wird nur von gesunden Personen betrieben (vgl. Lanz Kaufmann 1999, S. 2).

Die medizinische Rehabilitation wird dabei von *Illing* als die Bemühung „(...) eine durch Erkrankung eingeschränkte oder verlorene Arbeitsfähigkeit wiederherzustellen" (Illing 2002, S. 8) dargestellt. Das Ziel der klassischen Kur liegt seiner Formulierung nach in der Erhaltung und Verbesserung des im Arbeitsprozess befindlichen Menschen, bei dem von seiner Tätigkeit Erschöpften präklinische Symptome vermutet werden (vgl. ebd.).

Zum Gegenstand der Studie „*Medical Wellness und Selbstzahler*" von *Illing* werden folgende Eingangsstatements beschrieben:

Die durch die Seehofersche Gesundheitsreform 1996/97 in die Krise gekommenen Kurkliniken, Rehabilitationseinrichtungen und Sanatorien haben durch die gesetzlichen Restriktionen erhebliche Umsatzeinbußen erleben müssen, die mit Angeboten für

Privatpatienten abzufedern versucht wurden. Die inzwischen wieder gesundheitspolitisch verbesserte Situation seit der Gesundheitsreform 2000, hat die Lage der Einrichtungen zwar wieder in eine positivere Lage gebracht, würden dennoch nicht über die systemischen Gefahren hinwegtäuschen (vgl. Illing 2002, S. 3).

Er formuliert weiter im Eingang seiner Untersuchung, dass die Leistungsausgaben der gesetzlichen Krankenversicherung (GKV) in immer größerem Maße die Beitragseinnahmen der Versicherten übersteigen, dessen Folge sich in einer Priorisierung von gebündelten Massnahmen und Therapien zeigen wird. Die sogenannten Gestaltungsleistungen, die dann nicht mehr von der Solidargemeinschaft getragen und aus dem Leistungskatalog gestrichen werden, verlagern sich in den Bereich der selbst zu bezahlenden Leistungen und somit in den 2. Gesundheitsmarkt, die wiederum dem Einzelnen überlassen werden (vgl. ebd.). Hierbei werden Selbstzahler von *Illing* als diejenigen bezeichnet, „die eine medizinisch indizierte Therapie (in Rehabilitations- und Kurkliniken sowie Sanatorium) aus eigener Tasche bezahlen, ohne die Reise- und Therapiekosten von dritter Seite erstattet zu bekommen" (Illing 2002, S. 7).

Illing geht in seiner Zusammenfassung davon aus, dass bei einem mutigen Ausbau der Selbstzahlerangebote durch Rehabilitations-, Kurkliniken und Sanatorien sowie einer entsprechenden Weichenstellung von politischer Seite aus, im innerdeutschen Selbstzahlermarkt von einem derzeitigen Jahresumsatzvolumen von 40 Mio. € auf 100 Mio € Umsatzerhöhung ausgegangen werden kann (vgl. Illing 2002, S.135).

5. Medical Wellness

Der Begriff „Medical Wellness" ist ein Ausdruck, der von *Hertel* vom *Deutschen Wellnessverband* 1999 geprägt wurde, um damit die mehr kurorientierten Anbieter im Wellnessmarkt von den Beauty- und Fitness- orientierten Anbieter leichter, auch begrifflich, voneinander abgrenzen zu können (Hertel 2004, S. 1) [30]. Es stellt nach *Hertel* aber eher eine Etikettierung statt eines fundierten Konzeptes dar. Damit soll an dieser Stelle gleichzeitig festgehalten werden, dass diese anglophone Begrifflichkeit eine Wortschöpfung in Deutschland darstellt und im Gegensatz dazu in den USA unter dieser Begrifflichkeit nicht bekannt ist.

In diesem Abschnitt wird dargestellt, wie sich Wellness mit der medizinalen Betonung zu Medical Wellness im gesundheitstouristischen Kontext definiert und welche Abgrenzungen zueinander bestehen. Das Vorbild der Medical Spa`s in den USA und die Markterschließung in Deutschland sowie die wichtigsten Inhalte und aktuellen Medical Wellness Angebote werden im Anschluss beschrieben.

5.1 Definitionsansätze zwischen Wellness und Medical Wellness

Illing geht davon aus, dass der Begriff Wellness im deutschen beziehungsweise europäischen Kontext und Sprachgebrauch mit unterschiedlichem Schwerpunkt verwendet und formuliert wird und entwirft dazu folgende Gegenüberstellung (nach Illing 2002, S. 9):

Großbritannien, USA, Kanada	sonstiges Europa
Wellnesskonzepte zielen auf das gesamte Leben und alle Lebenslagen	auf Tourismus und Freizeit beschränkte Konzepte
sämtliche Altersgruppen in allen Lebenslagen	die hedonistisch Besserverdienenden
Versuch der wissenschaftlichen Legitimation	Wellnessforschung erst in den Kinderschuhen
Wellness ist gesellschaftspolitische Aufgabe	Privatvergnügen

Abb. 9: Unterschiedliche Bedeutungszuweisung für den Begriff Wellness (nach Illing 2002, S. 9).

Für den gesundheitstouristischen Kontext formuliert *Illing* drei Grade von Wellness mit verschiedenen Ausprägungen, wobei er für Medical Wellness den „Wellness 3. Grades" präferiert (ebd.):

---

[30] Diese Information ist der persönlichen Korrespondenz mit Herrn Hertel entnommen.

Wellness **1. Grades**: Genuss ohne Berücksichtigung der körperlichen und seelischen Konsequenzen.

Wellness **2. Grades**: Der Zustands des Wohlbefindens wird aktiv zu erreichen versucht (Training, Bewusstwerdung), Konsequenzen werden beachtet.

Wellness **3. Grades**: Nachhaltige Verhaltensänderung mit dem Ziel, für Körper und Geist gleichermaßen einen dauerhaften Zustand des Wohlbefindens zu erlangen.

Illing definiert für einen ganzheitlichen Ansatz von Wellness ein Modell mit sogenannten „fünf Säulen" der gesunden Lebensführung und weist daraufhin, dass das Modell große Ähnlichkeiten zum Modell von *Ardell* hat (nach Illing 2002, S. 34):

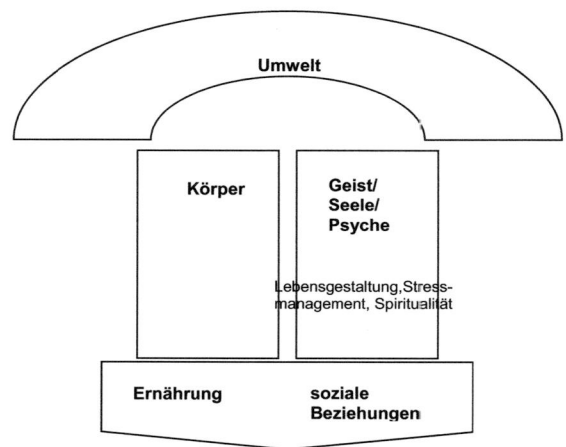

Abb. 10: Wellness-Modell nach *Illing* (nach Illing 2002, S. 34)

Darüber hinaus definiert *Illing* Wellness im gesundheitstouristischen Kontext mit (nach Illing 2002, S. 10):

> „**Wellness** ist das ganzheitliche Bemühen um körperliches, geistiges und seelisches Wohlbefinden durch vitalisierende und entspannende Massnahmen gleichermaßen, die in gesundheitlichen Zentren besonderer Art gefördert werden"

Dem Begriff des Medical Wellness im Unterschied zum Wellnessbegriff schreibt er einen medizinalen Charakter zu (ebd.):

> „**Medical Wellness** ist das medizinisch-therapeutisch geleitete und wissenschaftlich fundierte Bemühen um ganzheitliches körperliches, geistiges und seelisches Wohlbefinden durch vitalisierende und entspannende Maßnahmen gleichermaßen, das in gesundheitlichen Zentren besonderer Art gefördert wird."

Für die Umsetzung und Nutzung des Wellnessgedankens in der Idee von Medical Wellness entwickelt *Illing* folgende Aufstellung (nach Illing 2002, S. 42):

Stärken des Wellnessgedankens		Therapieangebote	
weltanschauliche Prämisse	wissenschaftliche Konsequenzen	Therapieangebot. methodischer Ansatz	sonstige Angebote
Gesundheit und Sinn	komplementäre Methoden untersuchen	Traditionelle chinesische Medizin, Ayurveda u.a.	Yoga, Meditation, Gesprächsangebote
Gesundheit und Genuss	Aufklärung da, wo Genuss ungesund ist	Unbedenkliches anbieten; Balance zwischen Genuss und Verbot	Beduftung in den Räumen, Meditationsmusik, Blumen
Gesundheit und Lifestyle	Trendtherapien untersuchen, soziologische Trendstudien berücksichtigen, Forschung über Wohlbefinden	Anti-Ageing, gesundheitsorientierte Karriereplanung, Lifestyletherapien	Lifestyle-Beratung, Farbberatung
Selbstbestimmung	didaktischer Ansatz in der Wissensvermittlung	Eigenverantwortung fördern	
Gesundheit macht Spaß		Freude an Gesundheit insgesamt vermitteln	z.B. Spinning + Karaoke
Natur	komplementäre Methoden untersuchen	Naturheilverfahren (z.B. Homöopathie)	Biolebensmittel aus der Region; natürl. Umfeld
Individualität		individuelle Therapiekonzepte	
Schönheit, Ästhetik, Exklusivität			Aufmerksamkeit gegenüber Innen- u Außenbereichen, Feng Shui
Ansprechen der Gefühle, Subjektivität	Erfassen der psychischen Defizite	Massagen, Kräuterbäder, multisensuales Entspannen, menschliche Wärme	

Abb. 11: Stärken des Wellnessgedankens für Medical Wellness (nach Illing 2002, S. 42)

Menschel, Anbieter von Medical Wellness in einem Hotel und Mitglied der Kooperation „*Wellness Hotels Deutschland*" für Qualitätskriterien und Zertifizierungen in Deutschen Wellnesshotels, entwirft zum Medical Wellness Begriff zusätzlich die neue Wortvariante „Well-Care" (aus: **Well**ness und Health **Care** [31]).

Er stützt sich bei seinem Entwurf auf das Wellnesskonzept von *Ardell* sowie dem ganzheitlichen Wellnessmodell von *Nahrstedt*, das ein erweitertes Modell der Wellness-Elemente darstellt (Siehe S. 20).

---

[31] Diese Information ist der persönlichen Korrespondenz mit Herrn Dr. Menschel entnommen.

Nach *Menschel* geht es bei „Medical Wellness/Well-Care" um (nach Menschel 2001, S. 13):

- Betonung des gesundheitlichen und medizinischen Aspekts
- Motto: „Gesundheit macht Spaß"
- Identifikation mit der Wellnessphilosophie nach Dr. *Ardell*
- Eigenverantwortlichkeit bezüglich der Gesundheit und Lebensweise stärken
- Gesundheitstraining
- Anregungen zu Lebensstilveränderungen + Management typischer Risikofaktoren
- Ganzheitlichkeit
- Präventionsangebote und Therapiemaßnahmen
- Genuss, Wohlfühlen, Entspannung, Kosmetik

Menschel stellt den für Hotels formulierten Begriff des „Medical Wellness/Well-Care" in Anlehnung an die Gegenüberstellung des naturwissenschaftlichen Schulmedizinmodells und dem US- amerikanischen Wellnessmodell von *Illing* folgenderweise dar (nach Menschel 2001, S. 22):

Klassisches Gesundheitssystem	„Medical Wellness/Well-Care"
Behebung von Krankheit	Förderung von Gesundheit
Reparaturmedizin	Schwerpunkt auf Prävention
Arzt in verschreibender, verordnender Funktion, hierarchisches Arzt-Patient-Verhältnis	Arzt als Gesundheitsberater (Health Coach), partnerschaftliches Arzt-Patient-Verhältnis
Massenbetrieb	Individuelle Beratung
Krankheit/Beschwerden/Angst als Motivator	Wohlbefinden als Motivation
Gerätemedizin	Information, eingehende Beratung, Einsatz natürlicher Heilmittel
Unmündigkeit des Patienten, Verantwortung übernimmt der Arzt und Maschinen	Mensch als eigener Gesundheitsexperte

Abb. 12: Gegenüberstellung der klassischen Schulmedizin und „Medical Wellness/Well-Care" (nach Menschel 2001, S. 22)

Kellner, ein weiterer Anbieter von Medical Wellness, geht davon aus, dass die universitäre (Schul-) medizin gezwungen ist, sich auf die notwendigen und ausreichenden Therapien zu beschränken, um Krankheit rückgängig zu machen. Um darüber hinaus aber eine effiziente Prävention, mit dem Ziel der Verbesserung von individuellen Gesundheitssituationen zu erreichen, wird Medical Wellness benötigt (vgl. Kellner 2004, S. 80).

Nach *Kellner* kommt es in der gegenwärtigen Zeit von marodierenden Sozialsystemen, Leistungskürzungen, Zuzahlungen und Praxisgebühr etc. zu einer Beschleunigung eines Paradigmenwechsels von der Reparaturmedizin, hin zur Gesundheitserhaltung und Prävention (vgl. Kellner 2004, S. 80). Gleichzeitig und anhaltend vollzieht sich ein Wertewandel in der Gesellschaft, wobei seiner Meinung nach die individuellen Bedürfnisse übergewichtet werden. Der Einzelne wird somit zukünftig mehr Verantwortung für seine Gesundheit und Leistungsbereitschaft übernehmen müssen und damit auch mehr bezahlen (vgl. Kellner 2004, S. 81). Es sollte dabei jedoch einerseits auch das Kosten–Nutzen Verhältnis stimmen, und andererseits darf dabei der Gesundheit des Einzelnen nicht geschadet werden. Bei einer medizinischen Beratung, die diese Risiken miteinschließen muss, sollte ein ganzheitlicher Ansatz gewählt werden, der auch die biologischen, psychologischen und soziologischen Aspekte berücksichtigt (vgl. ebd.).

Kellner stellt in seinem Definitionsansatz die Darstellung eines Kontinuums mit großer Ähnlichkeit zu dem von *Travis* vor, wobei er Medical Wellness in der vertikalen Ebene hier nun zum Erreichen des „High Level Wellness" einsetzt, und den im Original von *Travis* gesetzten Neutralpunkt mit dem der Übernahme der Bezahlung und medizinischen Notwendigkeit gleichsetzt. Damit reduziert *Kellner* das Modell von Travis auf die ökonomische Ebene. Das Modell von *Kellner* umfasst dementsprechend (nach Kellner 2004, S. 80):

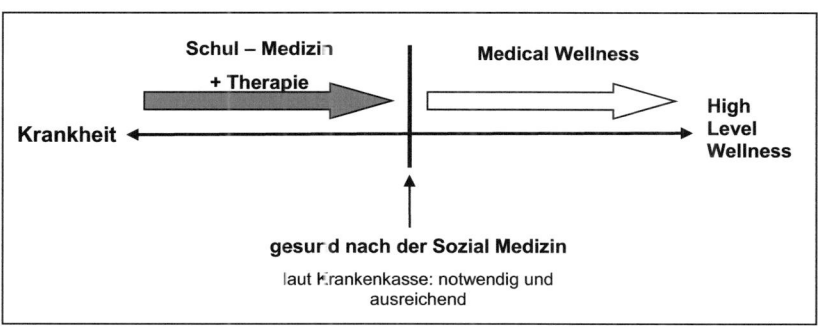

Abb. 13: Medical Wellness Modell nach Kellner (nach Kellner 2004, S. 80)

5.2 Das Vorbild der Medical Spa`s in den USA

In den USA ist der Ausdruck des „Medical Wellness" nicht bekannt, da für eine Abgrenzung, wie sie für Wellness und Medical Wellness in Deutschland geschildert wurde, in den USA kaum Bedarf besteht. Dies begründet *Illing* damit „(...) weil er bereits enger an einen medizinal untermauerten Gesundheitsbegriff gekoppelt ist" (Illing 2002, S. 44).

In den USA werden Umsätze des Gesundheits-, Freizeit- und Lifestylemedizin - Bereichs in so genannten „Spas"[32] gemacht. Darunter werden Einrichtungen verstanden, die einen Ort darstellen,

> „(...) in der zu therapeutischen, gesundheitlichen oder erholsamen Zwecken ein oder mehrtägige Angebote gemacht werden, die sich auf präparative Maßnahmen der Körperpflege und Kosmetik konzentrieren und durch Bäder, Massagen, Entspannungs-übungen, Fitness und anderes ergänzt werden können (Illing 2003, S. 3).

Nachdem sich die Wellnessbranche in den USA über geraume Zeit auf Kosmetik, Entspannung und Wohlfühlprodukte fokussiert hatte, entwickelte sich der Trend zu medizinischen Anwendungen im Wellnessbereich, da mit diesem Angebot auch eine andere Klientel angesprochen werden konnte. *Illing* begründet es zusätzlich dadurch, dass durch eine entstandene Marktsättigung von vielen Anbietern eine weitere Profilierung durch medizinische Angebote angestrebt wurde (vgl. Illing 2004b, S. 40). Diese Erweiterung hat sich vor allem in den Spa´s entwickelt. In den sogenannten „Medical Spas" werden nach *Illing* pro Jahr ca. 2,5 Milliarden US $ umgesetzt.

Medical Wellness, spielt sich in den USA vor allem in diesen Medical Spas ab. Dabei sind die angebotenen Leistungen meistens hochpreisig und richten sich dementsprechend auch an eine begüterte Klientel. Die Medical Spas verzeichneten im Gegensatz zu anderen Spa Segmenten[33] in den letzten 5 Jahren ein Wachstum von über 130% (vgl. Illing 2004b, S. 40).

Illing begründet diese rasch ansteigende Zahl der Medical Spa Einrichtungen in den USA (vgl. Illing 2003, S. 3) mit:

- Der zunehmenden Nachfrage nach komplementären Medizinsystemen
- Das Bedürfnis nach individueller Ansprache und Entspannung als Reaktion auf den als Belastung empfundenen Alltag
- Eine steigende Zahl der älteren kaufkräftigen Klientel („Baby-Boomers", 50 plus Generation), die medizinische Dienstleistungen verstärkt nachfragen
- Das zunehmende Körperbewusstsein und die Bereitschaft zu kosmetisch-operativen Eingriffen

Das folgende Beispiel zeigt die Palette eines medizinischen Wellnessangebots in einem Cancer Recovery Spa, dem *„Calluna Day Spa & Holistic Retreat"* in Seattle / USA. Es

---

[32] Unter Spa wird der Oberbegriff für Gesundheits- und Wohlfühlanwendungen sowie –einrichtungen, die einen Bezug zum Medium Wasser (lat. sanus per aquam = Gesundheit durch Wasser) aufweisen, verstanden. (Definition des Deutschen Wellnessverbands 2004, S. 1).
[33] Außer den Medical Spas gibt es in den USA: Day Spas, Stay Spas, Romantic Spas, Weight Loss Spas, und Maternity Spas (vgl. o.V. (3), S. 1).

handelt sich dabei unter anderem um die Krebstherapie in einem esoterischen Ambiente (nach www.callunadayspa.com in Illing 2004a, S. 11 ff):

Aus der firmeneigenen Werbung (ebd.):

> „Private Healing sanctuary on 6 wooded acres dedicated to women`s wellness. Cancer recovery spa therapies, free movement & dance therapy for breast cancer survivors."

Das Behandlungsangebot („spa therapies") lautet folgendermaßen (ebd.):

-Therapeutic European Facials

-Herbal Wraps

-Warm Stone Aromamassage

-Seaweed Pedicures

-Cellulite Body Toning

-Reiki and Healing Touch

-Meditation & Healing Imagery

-Medical Hypnotherapy

-Relieve Stress, Pain, Anxiety, Achieve Goals

-Cellular Nutrition & Herbal Supplements

-Aromatherapy classes; pure essential oils; diffusers

-Cancer Recovery

-Movement & Dance Therapy for Breast cancer Survivors

Das oben genannte Beispiel eines Behandlungsangebots im Medical Spa Bereich beschränkt sich nicht nur auf die genannten Einrichtungen, sondern auch auf Kliniken. Die Zahl US-amerikanischer Krankenhäuser, die therapeutische Angebote im Bereich komplementärer Medizinsysteme anbieten, haben sich nach *Illing* von 9% im Jahr 1999 auf 11% in 2000 erhöht, wobei der Anteil von Kliniken in Großstädten wie New York dabei mit 28% wesentlich höher liegt (vgl. Illing 2003, S. 2).

5.3 Neue Märkte, neue Anbieter und neue Zielgruppen

Illing geht in seiner 2002 erstellten Studie „*Medical Wellness und Selbstzahler*" davon aus, dass mit der Erschließung des Selbstzahlermarkts durch deutsche Rehabilitations-, Kurkliniken und Sanatorien in den Gesundheitsmärkten ein grundsätzlich differierendes Marktverständnis verbunden ist. Zu dieser Erkenntnis kommt *Illing* in der durchgeführten Marketinganalyse mittels einer SWOT[34]- Analyse seiner Studie mit 118 kontaktierten Rehabilitations-, Kurkliniken und Sanatorien in Deutschland.

---

[34] SWOT steht für: Strengths-Weaknesses-Opportunities-Threats (vgl. Illing 2002, S. 86).

So kommt er zu der aus der Analyse resultierenden Schlussfolgerung, dass Sozialversicherungsgäste als andere Gästegruppen zu verstehen und zu behandeln sind als Selbstzahlergäste. Ein Sozialversicherungsgast, dessen Gesundheitsaufenthalt durch die Krankenkasse finanziert wird, sei im Unterschied zum Selbstzahler „(...) vergleichsweise bescheiden" (Illing 2002, S. 83). Er entwirft dazu folgenden Überblick (nach Illing 2002, S. 32):

	Markt der Sozialversicherungsgäste	Markt der Selbstzahler
Sicht auf den Kunden	Massenabfertigungen der von den Leistungsträgern Geschickten	Patient (Kunde) als Individuum mit Anspruch auf individuelle Behandlung
Marktsicht	Kundenzufluss als jahrzehntelange Selbstverständlichkeit	Kampf um jeden einzelnen Kunden
marketinginstrumenteller Schwerpunkt	Verhandlungen mit Krankenkassen	intensiver Einsatz des Marketing-instrumentariums
Adressaten der Marketingaktivitäten	Einweiser, also Kassen und niedergelassene Ärzte	Endverbraucher (Kunde, Gast, Patient)
Marketingautonomie	produkt- und preispolitische Abhängigkeit vom Leistungsträger	produkt- und preispolitische Unabhängigkeit
Therapieangebot	starres von Leistungsträgern vorgegebenes Therapieportfolio	flexibles, partiell modeabhängiges Therapieportfolio

Abb. 14: Überblick zum Kassen- und Selbstzahlermarkt und differierendes Marktverständnis (nach Illing 2002, S. 32).

Durch die Öffnung der Grenzen der Europäischen Union (EU) seit Mai diesen Jahres und der daraus resultierenden Marktöffnung für andere, insbesondere der osteuropäischen Kur- und Rehabilitationseinrichtungen und Sanatorien, würde sich die Sicht auf die Gäste/ Patienten sowie deren Behandlung unter den oben genannten Aspekten noch verschärfen. Zusätzlich ist nach *Illing* damit zu rechnen, dass auch die nationale Konkurrenz in den wachsenden Gesundheitsmärkten zunehmen wird. Unter der nationalen Konkurrenz versteht *Illing* Marktteilnehmer wie Hotels, Therme, niedergelassene Ärzte und andere Einrichtungen wie z. B. kosmetisch- chirurgische Kliniken (vgl. Illing 2002, S. 94).

5.4   Medical Wellness Angebote in Deutschland

Die Angebote von Medical Wellness, die auch unter „medizinischer Wellness" in Deutschland veröffentlicht werden, sind hauptsächlich im gesundheitstouristischen Kontext zu finden. So werden mittlerweile Angebote einer hohen Preislage, in neu auf dem Markt erschienenen Wellnessreisekatalogen, die sogar an einigen Kiosken erhältlich sind, auch massenhaft im Internet publiziert. Dazu ist an dieser Stelle festzuhalten, dass nicht nur Einrichtungen wie Hotels mit Medical Wellness Angeboten von erheblichen Qualitätsunterschieden geprägt sind, sondern auch Wellnesshotels ohne explizit angegebene Angebote der „medizinischen Wellness". Dass es in der Branche eben auch viele „schwarze Schafe" gibt, unterstreicht unter anderen auch *Hertel*, der dazu Berichte von anonymen Testern des *Deutschen Wellness Verbandes* heranzieht und feststellt: „Gerade einmal jedes fünfte der ¬und 1000 Wellness-Hotels in Deutschland würde strengere Qualitätskriterien erfüllen" (Hertel 2003d, S. 2)

Menschel, der vor drei Jahren Qualitätskriterien für Medical Wellness/Well Care Hotels für zertifizierte Mitglieder der Kooperation *„Wellness Hotels Deutschland"* entworfen hat, stellt dabei folgende wichtige Aspekte für Medical Wellness Angebote vor (zit. nach Menschel 2001, S. 23):

- Arzt im Haus mit eigenem Sprechzimmer
- Mindestens 2 Therapeuten mit medizinischer Ausbildung (Physiotherapie, medizinischer Masseur und Bademeister sowie Gymnastik/Sportlehrer)
- Diagnostikmöglichkeiten durch z. B. (Belastungs-) EKG, Lungenfunktionsprüfung (Spirometrie), Labormöglichkeiten, Inklinometer, Körperfettanalyse)

Weiterhin sollte angestrebt werden (ebd.):

- Einheitliche Vorgehensweiser mit „gemeinsamer Plattform" bei Diagnostik und Behandlung
- Differenziertes Ernährungsangebot/-konzept
- Ausdauer-/Bewegungs-/Fitness- und Personaltraining
- Die Erstellung eines individuellen Gesundheits-Medical Wellness-Pass
- Regelmäßiges Qualitätsmanagement
- Gemeinsame Software mit Darstellung der Ergebnisse sowie Evaluation

Spezialgebiete[35] für Medical Wellness/Well Care Hotels wären zusätzlich (zit. nach Menschel 2001, S. 25 ff):

- „Herz-check" (Ergometrie, 24 Stunden Blutdruckmessung, 24 Std. Elektro-kardiogramm (EKG), kardiovaskuläres Risikoprofil, Einführung in pulsadaptiertes Ausdauertraining, Herzultraschall)
- Wirbelsäulen-/Gelenkbeschwerden (Back-check, gezieltes Muskelaufbautraining, Rückenschule, Manuelle Medizin, Osteopathie, craniosacrale Therapie)
- Traditionelle chinesische Medizin (TCM)
- Ayurveda
- Stressmanagement
- Psychotherapeutische Programme
- Nikotinentwöhnung
- Gewichtsmanagement, Ernährungsberatung, Heilfasten, F. X. Mayr-Therapie
- Naturheilverfahren
- Sportmedizin
- Vorsorgeuntersuchungen (mit Endoskopien)
- Anti-Ageing, orthomolekulare Medizin

Insgesamt ist den hier folgenden exemplarischen Angeboten aus Deutschland optisch wie auch inhaltlich keine besondere Unterscheidung zwischen einem Wellnessurlaub für gesunde Personen mit dem Wunsch die Gesundheit zu erhalten oder steigern zu wollen und kranken Personen, die mit Funktionsstörungen oder Behinderungen in eine Rehabilitation oder Kur kommen, zu entnehmen.

Medical Wellness Angebote beziehen sich zumeist auf Wellnessaufenthalte mit dem Zusatz auf eine ärztliche Betreuung vor Ort, die sich beispielsweise mit „(...) im perfekten Medical-Wellness-Hotel ist die Möglichkeit ärztlicher Betreuung selbstverständlich, auch zur neuen Alpha Puls Therapie bei Knorpelproblemen, bei Akupunktur- und bei Sauerstoffbehandlungen" (zit. nach Haasers 2004, S. 59) darstellt oder auch mit „(...) Medical Wellness unterstützt Sie in Ihren Bemühungen, sich fröhlich fit zu halten" (zit. nach Haasers 2004, S. 53) präsentiert wird.

Die folgenden Kurzbeschreibungen sind Reisekatalogen entnommen, die Medical Wellness als zusätzliches Element eines Wellnessurlaubs oder auch als ergänzendes Element eines Kuraufenthaltes angeboten werden.

---

[35] Die einzelnen Behandlungsangebote werden im Wellness-Glossar im Anhang erklärt.

Bei letzterem genannten Angebot, einem zertifizierten Mitglied der Kooperation „*Wellness Hotels Deutschland*", welches den Angaben des Katalogs mit 2 „*Relax-Guide*"[36] Sternen und mit 4 Sternen des Hotel- und Gaststättenverbandes ausgezeichnet wurde, heißt es in der Beschreibung des Medical Wellness-Angebots weiter:

Zwei naturheilkundlich orientierte Ärzte begleiten dabei den Wellnessurlauber, wenn er sich „(...) mit dem traditionellen Alpen-Moorbad, mit der Sauerstoff Mehrschritt-Therapie, Akupunkturmassagen, Duft-Farb-Ton-Therapie oder einer F. X. Mayr Kur fit halten" (zit. nach Haasers 2004, S. 53) will. Weiterhin wird das Angebot mit den üblichen typischen Wellnessleistungen aus dem Beautybereich wie „(...) unterstützende Verwöhnprogramme (...)" (ebd.) durch Rundumpflegeprogramme einer in dieser Einrichtung verwendeten speziellen Kosmetikmarke, sowie Aloe Vera-Naturkosmetik und Weiterem vervollständigt.

Den in den Katalogen enthaltenden Wellnessreiseangeboten und Preislisten ist weiterhin zu entnehmen, dass die in Anspruch genommenen Wellnessleistungen generell selbst zu entrichten sind.

Ein Wellnessaufenthalt mit der Inanspruchnahme eines Medical Wellness Angebots in einer Kureinrichtung beispielsweise, richtet sich dabei ebenso an Selbst- oder Privatzahler, auch wenn ein pauschaler Kuraufenthalt, die Feststellung der medizinischen Indikation und die Finanzierung des ambulanten oder stationären Kuraufenthaltes vorausgesetzt, durch die Krankenkasse gewährleistet ist. (vgl. Kewel 2004, S. 5 ff). In diesem Katalog wird auf die Möglichkeit einer Teilfinanzierung durch die Krankenkasse besonders verwiesen. Durch diese besondere Teilfinanzierung durch die Kasse einerseits und bei Inanspruchnahme der Medical Wellness Angebote durch den Patienten/Urlauber andererseits, sind in diesem Wellnessreisekatalog auch nur die Einzelleistungen der Wellness-, Beauty- und Entspannungsangebote preislich angegeben. Grundsätzlich sind jedoch bei medizinisch indizierter und verordneter Kur oder Rehabilitation zusätzlich gewählte sogenannte „Gesundheitsprogramme" dieses Anbieters, wie Aqua Walking oder Ayurveda, Osteoporosegymnastik, Qi Gong, Tai Chi, die traditionelle chinesische Medizin (TCM) oder auch Venenwalking (vgl. Kewel 2004, S. 79) durch Eigenfinanzierung zu entrichten.

---

[36] Die *Relax-Guide* Sterne bestehen aus 1-4 Lilien, und geben an, was den Urlauber im Wellnessbereich erwartet (vgl. Haasers 2004, S. 3).

6.   Diskussion

Nachdem die Darstellungen von Wellness in den USA und Deutschland sowie die neue Begrifflichkeit und Inhalte des Medical Wellness vorgetragen wurden, möchte ich die Fragen, die ich eingangs zum Thema Wellness und Medical Wellness gestellt hatte beantworten, und einige Schlussfolgerungen beschreiben.

Das US-amerikanische Wellnesskonzept offeriert durch seinen individuellen Ansatz zwar eine in den Alltag implizierbare Möglichkeit der gesundheitlichen Vorsorge und Förderung der Gesundheit für Jeden, ob er bereits erkrankt ist oder nicht, besitzt jedoch durch diesen individuellen Ansatz nur schwerlich eine Grundlage für ein wissenschaftlich objektivierbares gesundheitsförderndes Konzept.

Das Wellnesskonzept wurde als ein alltagstaugliches Gesundheitsförderungskonzept angelegt und findet sich zumindest in den USA auch auf breiteren gesellschaftlichen Ebenen im Gegensatz zu der in Deutschland eher verwendeten „Privatsache" von Wellness wieder. Diese Privatsache wurde allerdings in Deutschland mit „Wohlbefinden" übersetzt und sprachlich wie inhaltlich mit einer Passivität gleichgesetzt und weiterhin in Verbindung gebracht. Wellness wurde in Deutschland zu einem neuen Lifestyle, der in einer Leistungsgesellschaft ein wahres Paradies mit den Attributen von Entspannung, Ausruhen, Ankommen (nur wo?) und anderen passiven aber schönen Worten umschribt.

Die hauptsächlichen Produkte oder Dienstleistungen des florierenden Wellnessmarkts in Deutschland bedienen auch dieses Attribut der Passivität und suggerieren sogar ein „Geschehen lassen", wenn man sich beispielsweise bei einem Wohlfühlwochenende verwöhnen lässt. Das Wellnesskonzept geht jedoch in seiner ursprünglichen Absicht von einer aktiven Eigeninitiative und Eigenverantwortung und Selbstbestimmung und einer langfristigen und nachhaltigen Gesundheitsförderung durch die verschiedensten präventiven Strategien von einer gesunden Ernährung, körperlicher Betätigung und einem Stressmanagement aus. Selbst bei einer in Anspruch genommenen Rehabilitation oder Kur kann diese Nachhaltigkeit nicht gewährleistet werden, weil sie im Original auf einer gesundheitsförderlichen Lebensphilosophie und Grundhaltung und dem daraus resultierenden Lebensstil basiert. So könnte Wellness entgegen seiner eigentlichen Bestimmung sogar wieder zu einer „hedonistischen Tretmühle" werden, da sich Wellness, so wie es in Deutschland eingesetzt und verwendet wird, das Risiko einer Abnutzung und damit der (Ab-) Gewöhnung in sich trägt.

Für eine Darstellung der Adaption von Wellnesskonzepten aus den USA in Bezug zur aktuell verwendeten Medical Wellness Begrifflichkeit in Deutschland, war es notwendig, die historische Entwicklung, Konzepte sowie verschiedene Modelle zu Wellness, wie sie in der nordamerikanischen Gesundheitsförderung angelegt und praktiziert wurden, aufzuzeigen.

Medical Wellness und seine inhaltlichen Beschreibungen sind bemüht, dem Wellnessbegriff, so wie er in Deutschland oft für die verschiedensten Produkte oder Dienstleistungen oft missbräuchlich verwertet und „benutzt" wurde, auch eine Seriosität näher zu bringen. Jedoch besteht bis zum jetzigen Zeitpunkt kein wissenschaftlich verwertbarer Entwurf, der auf eine fundierte Konzeption von Medical Wellness in Deutschland oder eine wissenschaftlich abgesicherte Basis der Adaption des US-amerikanischen Wellnesskonzepts schließen lässt und sich dadurch von anderen Wellnessprogrammen abhebt.

Medical Wellness versucht sich zwar in Deutschland durch den medizinalen Charakter zur Begrifflichkeit zum bisher gebräuchlichen Wellnessbegriff abzugrenzen, gerät aber durch die Verwendung auch medizinischer Komplementärangebote in einen Graubereich der medizinisch nicht notwendigen und ebenso nicht in den von den Krankenkassen gesetzlich geforderten Bereich von Nachweisbarkeit der Wirkung von medizinischen Produkten oder Therapien (*Evidence based medicine*). Zusätzlich wird dadurch auch eine finanziell begüterte und damit abgegrenzte Klientel angesprochen, was dem ursprünglich generell für jeden erreichbaren Zustand des „High Level Wellness" im Wellnesskonzept nicht gerecht wird. Damit wird auch herausgestellt, dass Medical Wellness nicht für den nicht in der finanziellen Lage befindlichen selbst zahlenden Sozialversicherungspatienten oder wie von mir eingangs formulierten „übergewichtigen Rentner nach überstandener Bandscheibenoperation in der Anschlussbehandlung der Rehabilitationseinrichtung oder Kur" geeignet ist, wenn er sich nicht bereit erklärt, für die Angebote von Medical Wellness extra zu zahlen oder es durch eine zusätzliche Versicherung teilentrichten zu lassen.

Es ist von daher auch ein ethisch kritisches Moment zu dem auf dem WHO basierenden Gesundheitsbegriff sowie der Gesundheitsförderung und Prävention anzunehmen, auch wenn sich der gleichzeitig schnell wachsende Gesundheitsmarkt auch für Ärzte erreichbar entwickelt.

7.   Zusammenfassung und Ausblick

Wellness, so wie es von den US-amerikanischen Autoren *Dunn*, *Ardell* und auch von *Travis* angelegt und weiterentwickelt wurde, steht in den USA seit den 70 er Jahren des letzten Jahrhunderts für ein gesundheitsförderliches Konzept, das auf die wesentlichen Aspekte des aktiven gesundheitsförderlichen Handelns und Verhaltens, der Selbstverantwortung sowie der individuellen Ressourcen jedes Einzelnen aufbaut. Es weist große Parallelen zum Lebensweisenkonzept der WHO und zum Gesundheitsförderungskonzept, wie es in der *Ottawa Charta* angelegt wurde sowie zum Salutogenesebegriff nach *Antonovsky* auf. Dabei umfasst das Wellness-Konzept nicht nur physische, sondern auch emotionale, soziale, mentale, spirituelle sowie ökologische Dimensionen. Ziel des Konzepts ist die höchste zu erreichende Gesundheit (High Level Wellness) jedes Einzelnen, wobei dieses Ziel für Gesunde wie Kranke gleichermaßen zu erreichen gilt. Auf der Basis einer eigenen positiven Grundhaltung, die auf einer umfassenden die Gesundheit schützende Lebensphilosophie fußt, sollte durch einen Lebensstil, der durch praktische Verhaltensweisen wie der gesunden Ernährung, körperlichen Betätigung und einem geeigneten Stressmanagement unterstützt wird, eine individuelle positive Lebensqualität erreicht werden. Diese Ansätze sind den Autoren nach in den Alltag integrierbar.

Das Konzept, das insbesondere seit den 70 er Jahren als wesentlicher Faktor in der Weiterentwicklung der nordamerikanischen Gesundheitsförderungsprogramme und Prävention angenommen wird, stellt einen inhaltlichen Meilenstein für die bis dahin traditionell am Risikofaktorenmodell ausgerichtete amerikanische Gesundheitsförderung dar. Insbesondere die betriebliche Gesundheitsförderung hat seit den 70 er Jahren in den USA auf die neu entwickelten Wellness- und Gesundheitsförderungsprogramme zurück-gegriffen und die Programme auf ihre Effektivität und Effizienz hin umfassend evaluiert. Neben den vorerst erhofften Einsparungen gesundheitlicher Kosten konnten auch in diesem Zusammenhang die individualzentrierten Risikoreduktionsansätze in Richtung einer ganzheitlich - orientierteren Sicht einschließende Strategien entwickelt werden.

In Deutschland hat sich aus Gründen der Nichtübertragbarkeit gesundheitssystemischer und –politischer Faktoren aus den USA vor allem die Begrifflichkeit von Wellness, die oft nur ins Deutsche mit „Wohlbefinden" übersetzt wurde, und weniger das dahinterstehende fundierte Konzept seit den 80 er Jahren verbreitet. Wellness findet heute in Deutschland hauptsächlich in Marketingstrategien von Produkten und Dienstleistungen der unterschiedlichsten Branchen aus vor allem produkt- und absatzpolitischen Gründen statt.

Der in Deutschland jüngste Begriff des Medical Wellness aus dem gesundheits-touristischen Kontext, versucht dabei eine Annäherung zum ursprünglichen Konzept mit einer medizinalen Ausrichtung und gleichzeitig komplementärer Richtung, was ihn allerdings aus der solidarisch getragenen Finanzierbarkeit für Gesundheitsleistungen in Deutschland herausnimmt, wiederzufinden, und unter den aktuellen gesundheits-politischen Entwicklungen, wie sie im aktuellen Gesundheitsmodernisierungsgesetz nach mehr Selbstverantwortung jedes Einzelnen gefordert wird, zu platzieren.

Somit kann Medical Wellness aus einer gesundheitswissenschaftlichen Sicht nur als ein nicht für jeden erreichbares gesundheitsförderliches Angebot und deshalb als ein weiteres Produkt des Wellnessmarktes innerhalb wachsender Gesundheitsmärkte in Deutschland betrachtet werden.

Nach einer geraumen Zeit der Beschäftigung mit dem Thema Wellness und Medical Wellness, habe ich den Eindruck gewonnen, dass ein erheblicher Bedarf an wissenschaftlicher Grundlagenarbeit zur einheitlichen Definition von Wellness, der physiologischen Messbarkeit von Wellness oder auch Medical Wellness, zur Nachweisbarkeit von Wellness auf anderen Ebenen wie der sozialen/-pädagogischen/psychologischen oder soziologischen Ebene, zur Evaluation von angebotenen Dienstleistungen des Wellnessbereichs hinsichtlich der Kosten-Effektivität und der Effizienz sowie der Entwicklung von generell akzeptierten wissenschaftlich abgesicherten und damit einer Überprüfbarkeit standhaltenden und einer Verfestigung dieses gesundheitsförderlichen Konzepts dienlichen Arbeit besteht.

8. Literaturverzeichnis

Abele, Andrea / Becker, Peter (Hrsg.) (1991): <u>Wohlbefinden</u>. Theorie-Empirie-Diagnostik. Juventa Verlag, Weinheim; München

Adams, W. P. / Lösche, P. (1998): <u>Länderbericht USA</u>. Bundeszentrale für politische Bildung, Berlin

Amann, Gabriele / Wipplinger, Rudolf (1998): <u>Gesundheitsförderung</u>. Ein multidimensionales Tätigkeitsfeld. Deutsche Gesellschaft für Verhaltenstherapie, Tübingen

Ardell, Donald B. (1977): <u>Gesundheit fängt im Alltag an</u>. Eine Alternative zu Ärzten, Medikamenten und Krankheiten. Dt. Übersetzung von „High Level Wellness". Pala Verlag GmbH, Schaafheim

Ardell, Donald B. (1985): <u>The history and future of wellness</u>. (updat. Ed.), Kendall/Hunt Dubuque, Iowa

Ardell, Donald B. (1996): <u>The book of wellness</u>. A secular approach to spirituality, meaning and purpose. Prometheus Books Amherst, New York

Badura, Bernhard u.a. (Hrsg.) (1998): <u>Das Public Health Buch</u>. Gesundheit und Gesundheitswesen. Urban und Schwarzenberg, München; Wien; Baltimore

Badura, Bernhard, (Hrsg.) u.a. (1999): <u>Betriebliches Gesundheitsmanagement</u>: ein Leitfaden für die Praxis. Hans Böckler Stiftung Edition Sigma, Berlin

Bastine, R. (1992): <u>Klinische Psychologie</u>. Band 2, Kohlhammer Verlag, Stuttgart

Beck, Ulrich (1998): <u>Risikogesellschaft</u>. Auf dem Weg in eine andere Moderne. Edition Suhrkamp Neue Folge 365, Suhrkamp Verlag, Frankfurt am Main

Becker, P. (1997): Prävention und Gesundheitsförderung. In: Schwarzer, R. (Hrsg.), (1997): <u>Gesundheitspsychologie</u>. 2. Aufl., Verlag für Psychologie, Göttingen

Bengel J. / Belz-Merk M. (1997): Subjektive Gesundheitsvorstellungen. In: Schwarzer, R. (Hrsg.), (1997): <u>Gesundheitspsychologie</u>. 2. Aufl., Verlag für Psychologie, Göttingen

Brody, B. E. (1988): <u>Employee Assistance Programs</u>: A historical and literature review. In: American Journal of Health Promotion, 2 (1), S. 13-19

Brösskamp-Stone, Ursel u.a. (1998): Gesundheitsförderung. In: Badura, B. u.a. (Hrsg.), (1998): <u>Das Public Health Buch</u>. Gesundheit und Gesundheitswesen. Urban und Schwarzenberg, München; Wien; Baltimore

Bullinger, Hans-Jörg (Hrsg) u.a. (2001): <u>Gesundheit, Wellness, Wohlbefinden</u>. Personenbezogene Dienstleistungen im Fokus der Qualifikationsentwicklung. Bertelsmann Verlag GmbH, Bielefeld

BzgA [Bundeszentrale für gesundheitliche Aufklärung] (Hrsg.) (1999): <u>Was erhält Menschen gesund?</u> Antonovskys Modell der Salutogenese - Diskussionsstand und Stellenwert. 4. Aufl., Forschung und Praxis der Gesundheitsförderung Band 6, Köln

BzgA [Bundeszentrale für gesundheitliche Aufklärung] (2003): Leitbegriffe der Gesundheitsförderung. 4. erw. Aufl., Reihe „Blickpunkt Gesundheit 6", Fachverlag P. Sabo, Schwabenheim

Calkins, R. D. u. a. (1992): Gesundheitsförderung und "Wellness"-Programme in privaten korporativen Unternehmen. Probleme transnationaler und –kultureller Übertragbarkeit. In: Gesundheitswesen 54, S. 451-458

Chalupa, Martina (2001): Warum ist Wellness wichtig? Motivation und Konsumentenverhalten. WUV Universitätsverlag: Betriebswirtschaftliche Studien 3, Wien

Deutscher Wellness Verband (Hrsg.) (2001): Auszüge aus der Satzung. § 2 - Zweck des Verbandes. Düsseldorf

Deutscher Wellness Verband (2004): Definition SPA / Day SPA, Wellness-Lexikon. Unter: www.wellnessverband.de/infodienst/lexikon/s/spa.php, besucht am 08.04.04

Dunn, Halbert L. (1959): High Level Wellness for Man and Society. In: American Journal of Public Health, February 1959, S. 786-792

Drupp, M. / Osterholz, U. (1998): ‚Prospektiver Beitragsbonus". - Ein Projekt der AOK Niedersachsen zur Förderung von integrativen Gesundheitsmaßnahmen in der Arbeitswelt. In: Müller, R. / Rosenbrock, R. (Hrsg.): Betriebliches Gesundheitsmanagement, Arbeitsschutz und Gesundheitsförderung. Bilanzen und Perspektiven. Asgard, Sankt Augustin

Edlin, G. u. a. (1996): Health and Wellness. 5 [th] Edition, Boston; London; Singapore

Faltermeier, T. (1994): Gesundheitsbewusstsein und Gesundheitshandeln. Weinheim

Focus (2002): Der Markt für Fitness und Wellness. Daten, Fakten, Trends. Juni 2002. Unter: http://www.medialine.de/marktanalysen, besucht am 23.10.03

Franzkowiak, Peter (2003): Risikofaktoren. In: BzgA (Bundeszentrale für gesundheitliche Aufklärung) (2003): Leitbegriffe der Gesundheitsförderung, 4. erw. Aufl., Reihe „Blickpunkt Gesundheit 6", Fachverlag P. Sabo, Schwabenheim, S. 195-198

Haasers, Helge (Hrsg.) (2004): Haasers Magazin – Wellness Urlaub. Trend: Medical Wellness. Ausgabe 1/04, 19. Jhg./2004, Verlag Haaser & Frey, Tutzing, S. 22-64

Ham, F. L. (1989): How companies are making wellness a family affair. In: Business and Health, September, S. 27-32

Haug, C.V. (1991): Gesundheitsbildung im Wandel. Die Tradition der europäischen Gesundheitsbildung und der „Health Promotion" – Ansatz in den USA in ihrer Bedeutung für die gegenwärtige Gesundheitspädagogik. Bad Heilbrunn/Obb.

Hertel, Lutz (1992): Wellness und Gesundheitsförderung in den USA. Begriffsklärung, Entwicklungen und Realisierung im betrieblichen Bereich. In: Zeitschrift für Präventivmedizin und Gesundheitsförderung, 4/1992, S. 36-46

Hertel, Lutz (2001): Wellness – Megatrend des neuen Jahrhunderts. Unter: http://www.wellnessverband.de/icht_auf_wellness.html, besucht am 15.01.2001

Hertel, Lutz (2003a): Der große Wellness-Guide. Vehling Verlag, Düsseldorf

Hertel, Lutz (2003b): Der Wellness-Markt: Entwicklung, Branchen, Daten und Prognosen. Unter: http://www.wellnessverband.de/infodienst/hertel_wellbizz2003.html, besucht am 11.09.03, S. 1-10

Hertel, Lutz (2003c): Zahlen, Daten und Fakten zum Wellnessmarkt. von 11/03. Unter: http://www.wellnessverband.de/infodienst/zahlen_daten_fakten, besucht am 01.03.04, S. 1-9

Hertel, Lutz (2003d): Wellness-Verband beklagt Etiketten-Schwindel bei Angeboten. In: Entspannen ist nicht immer möglich. Der Wellnessbereich ist ein El Dorado. Unter: http://www.wdr.de/themen/freizeit/freizeitgestaltung/wellness/qualitaetsmaengel.jhtml , besucht am 11.09.03

Hertel, Lutz (2004): Persönliche Korrespondenz mit Herrn Hertel vom *Deutschen Wellness Verband* am 06.02.04

Heyer, Andreas (2001): Betriebliche Gesundheitsförderung. Konzepte im Vergleich zwischen den USA und Deutschland. Dipl. Arbeit, Bremen

Horx, Mathias (Hrsg.) (2002): Die acht Sphären der Zukunft. 4. Aufl., Signum Verlag, München; Wien

Illing, Kai (Hrsg.) (2002): Studie: Medical Wellness und Selbstzahler. Zur Erschließung neuer Märkte für Rehabilitations-, Kurkliniken und Sanatorien. TDC Verlag, Berlin

Illing, Kai (2003): Neues Produkt und neue Märkte für Kliniken. Medical Wellness – der Weg in den 2. Gesundheitsmarkt. In: Krankenhaus Umschau, KU – Special: Medical Wellness. Nr. 22 – 11/2003, Baumann Fachverlage, Kulmbach

Illing, Kai (2004a): Medical Wellness – den Körper ersetzen und der Seele schmeicheln. Power Point Präsentation der Veranstaltung „Hochschulforum I" auf der Internationalen Tourismusmesse Berlin (ITB) vom 12.03.04, auch erhältlich unter: www.vip8prod.messe.berlin.de, S. 1-13

Illing, Kai (2004b): Wellness und Medizin – der gewinnbringende Markt?. Anti-Ageing und Prävention sind ausbaufähige Bereiche. In: Wolfhardt, Birgit (Hrsg.), SPA Business Magazine, Heft 01/04, SPA Business Verlag, Karlsruhe, S. 40-41

Kardorff von, Ernst (2003): Lebensstil/Lebensweise. In: BzgA [Bundeszentrale für gesundheitliche Aufklärung] (2003): Leitbegriffe der Gesundheitsförderung. 4. erw. Aufl., Reihe „Blickpunkt Gesundheit 6", Fachverlag P. Sabo, Schwabenheim, S.145-148

Kellner, K. E. A. (2004): Medical Wellness ist das Produkt aus Erlebnis und Ergebnis. In: Wellness for you, Ausgabe 01/2004, MAV Verlagsgesellschaft, S. 80-81, auch erhältlich unter: http://www.med-spa.de/image/pdf/Medical%20Wellness04.pdf, besucht am 12.04.04.

Kewel, Oliver (Hrsg.) (2004): Deutsche Bäder & Kurorte 2003/2004. Oliver Kewel Reisen– Gesundheitsreisen - Wellnessreisen, Kewel Verlag und Direkt Marketing, Untersteinach

Kickbusch, Ilona (1990): Health promotion. The move towards a new public health. In: Anderson, R. / Kickbusch, I.: Health Promotion. A ressource book. World Health Organization, Regional Office for Europe, Copenhagen

Kickbusch, Ilona (2003a): <u>Die Gesundheitsgesellschaft zwischen Markt und Staat</u>. Vortrag an der Technischen Universität Berlin vom 24.06.2003, Fachkonferenz Die Berliner Gesundheitswirtschaft als Wachstumsmotor, unveröffentl. Manuskript, Yale University

Kickbusch, Ilona (2003b): <u>Twenty-first century health promotion: the public health revolution meets the wellness revolution</u>. In: Health Promotion International, Vol. 18. No. 4, Oxford University Press, S. 275-278

Labisch, A. (Hrsg.) (1989): <u>Kommunale Gesundheitsförderung</u>. –aktuelle Entwicklungen, Konzepte, Perspektiven. Frankfurt am Main

Lanz Kaufmann; Eveline (1999): <u>Wellness-Ferien: Wunschtraum oder Worthülse?</u> Artikel zur Studie „Wellness-Tourismus in der Schweiz" – Marktanalyse und Qualitätsanforderungen für die Hotellerie – Schnittstellen zur Gesundheitsförderung. Berner Studien zu Freizeit und Tourismus, Heft 38, Universität Bern. In: Uni-Press, Forschung und Wissenschaft an der Universität Bern, April 2002, Ausgabe 112. Unter: http://publicrelations.unibe.ch/unipress/heft112/beitrag10html, besucht am 19.11.03

Leendertse, J. (1999): <u>Betriebsspor: – Einfache Übung</u>. In: Wirtschafts Woche, Heft 30, Jahr 1999, S. 92-93

Lohmann, M. (1999): <u>Gesundheit – ein Urlaubsziel?</u> In: Heilbad und Kurort 53, Jahrgang 04/99, S. 104-106

Menschel, Manfred (2001): <u>Well-Care. Medical Wellness</u>. Power-Point-Präsentation. Persönliche Korrespondenz mit Herrn Dr. Menschel (jun.) vom *Menschel's Vitalresort*, 55566 Bad Sobernheim/Meddersheim, S. 1-28

Minckler, M. (1989): <u>Health education, health promotion and the open society an historical perspective</u>. In: Health Education Quarterly, 16, S. 17-30

Mühlhausen, Corinna / Horx, Mathias (Hrsg.) (2002): <u>Future Health</u>. Ausschnitt der Studie "Future Health". Kap. 1: Das neue Gesundheitswesen. Unter: http://www.trendletter.de/1000/Future_Health_1-9.pdf, besucht am 26.12.03

Müller, Hansruedi / Lanz Kaufmann, Eveline (1992): <u>Wellness – Tourismus in der Schweiz</u>. Qualitätsentwicklung zwischen Tourismusökonomie und Gesundheitspolitik. In: Nahrstedt, W. (Hrsg.) (2001): Freizeit und Wellness. Gesundheitstourismus in Europa, Die neue Herausforderung für Kurorte, Tourismus und Gesundheitssysteme. Bielefeld

Müller, Hansruedi / Lanz Kaufmann, Eveline (1998): <u>Wellness - Tourismus in der Schweiz</u>: Definition, Abgrenzung und empirische Angebotsanalyse. In: Tourismus Journal, 4/1998, S. 477-494

Nahrstedt, Wolfgang (Hrsg.) (2001): <u>Freizeit und Wellness</u>. Gesundheitstourismus in Europa. Die neue Herausforderung für Kurorte, Tourismus und Gesundheitssysteme, Bielefeld

Nefiodow, Leo A. (2001): <u>Der 6. Kondratieff - Zyklus</u>. Gesundheit – der neue Megamarkt des 21. Jahrhunderts. Unter: http://www.kondratieffzyklen.de/6_Kondratieff.1.htm, besucht am 20.11.03

Opaschowski, Horst W. (2003): Tourismus und Anspruchswandel. Langfassung des Vortrags von Opaschowski anlässlich des BTW-Tourismusgipfels v. 23.09.2003 in Berlin. Unter: http://www.btw.de/unterseiten/tourismusgipfel.pdf, besucht am 03.04.04

o.V.(1) (1996): Hartes Kostenmanagement. In: Impulse, Nr. 5, S. 140-142

o.V.(2) (2001): Der zweite Gesundheitsmarkt. Neue Strukturen für die Medizin der Zukunft. Unter: http://www.medwell.de/03_das_unternehmen/03_01_ziele, besucht am 14.06.04

o.V.(3) (2004): Medical spas. Unter: http://www.spafinder.com/Spas/medical/, besucht am 10.06.04

Pilzer, Paul Zane (2002): How to make a fortune in the next Trillion Dollar industry. John Wiley and sons, New York

Pschyrembel (1994): Klinisches Wörterbuch. 257. Aufl., de Gruyter Verlag, Berlin; New York

Reppel, Klaus / Berg, Hans O. (2001): Gesundheitsurlaub und Wellness: Heilbäder und Kurorte haben beste Marktchancen. Versuch einer Einschätzung der Marktsituation. In: Heilbad und Kurort, 53, Jahrgang 4-5, S. 75-80

Rothstein, S. (1991): Employee assistance programs and wellness programs: a marriage that works. In: Wellness Management, 7, S. 1-5

Sacher, Andrea (1998): Gesundheitsförderung zwischen Utopie und Wirklichkeit – Zur Entwicklung der WHO-Programmatik. In: Amann, G. und Wipplinger, R. (Hrsg.): Gesundheitsförderung. Ein multidimensionales Tätigkeitsfeld. Deutsche Gesellschaft für Verhaltenstherapie, Tübingen, S. 53-71

Sandorff, D. J. u. a. (1990): Meeting the health promotion challenge through a model of shared responsibility. In: Occupational Medicine, State of the art, Reviews 5, Nr. 4, S. 677-690

Schmid – Neuhaus, Mark (1988): Paradigmenwechsel in der Medizin. Anregungen vom amerikanischen Wellness Movement. In: Gruppenpsychotherapeutische Gruppendynamik, 24, S. 139-148

Schulze, Gerhard (1999): Zeit der Wunder. Auch der neue Modetrend Wellness ist Teil des Erlebnismarktes. In: Die Zeit, 04/1999. Unter: http://www.zeit.de/index/themen, besucht am 13.04.04

Schwarzer, Ralf (Hrsg.) (1997): Gesundheitspsychologie. 2. Aufl., Hogrefe, Göttingen

Schwenkmezger, P. / Schmidt, L. R. (1994): Lehrbuch der Gesundheitspsychologie. Ferdinand Enke Verlag, Stuttgart

Scofield, M. E. (1990): Worksite health promotion. Hanley and Belfus, Philadelphia

Steinbach, Manfred (2001): Gesundheitstourismus im Kurort, Gesundheitsurlaub im Kurort – Wellness im Kurort. In: Heilbad und Kurort, 53, Jahrgang 4-5, S. 73-75

Travis, John W. / Callander, M. G. (1990): Wellness for helping professionals. Creating compassionate cultures. In: Wellness Associates Publications, Mill Valley

Travis, John W. (Hrsg.) / Ryan, Regina S. (2001): <u>Simply well</u>: Choices for a healthy life. Ten speed press, Berkeley; Toronto

Vass, M. / Walsh-Allis, G. A. (1990): <u>Employee dependents: the future focus of worksite health promotion programs and the potential role of allied health professiona</u>. In: Journal of Allied Health, 19, (1), S. 39-48

Verbraucherzentrale Nordrhein-Westfalen e.V. (Hrsg.) (2003): <u>Gesucht: Wellness. Was ist drin und dran?</u> 2. aktualisierte und erweiterte Auflage, Düsseldorf

Waller, Heiko (1996): <u>Gesundheitswissenschaft</u>. Eine Einführung in Grundlagen und Praxis. 2. überarb. Aufl., Kohlhammer Verlag, Stuttgart; Berlin; Köln

Wellness-Hotels-Deutschland (Hrsg.) (2004): <u>Wohlfühlen in Deutschland</u>. Die Wellness Hotels mit der geprüften Qualität. Katalog 2004, Düsseldorf

World Health Organization (WHO) (1998): Ottawa-Charta der WHO zur Gesundheitsförderung, übersetzt von H. Hildebrandt & I. Kickbusch. In: Amann, G. und Wipplinger, R. (Hrsg.): <u>Gesundheitsförderung. Ein multidimensionales Tätigkeitsfeld</u>. Deutsche Gesellschaft für Verhaltenstherapie, Tübingen, S. 555-560

Zimbardo, Philipp G. (1992): <u>Psychologie</u>. 5. neu übersetzte u. bearbeitete Aufl., Springer Verlag, Berlin; Heidelberg; New York; Paris; London; Tokyo; Hongkong; Barcelona; Budapest

9.   Anhang

Glossar zu ausgewählten Lehren, Methoden, Anwendungen und sonstigen Wellness-Begriffen

Akupressur

> Besondere Form der chinesischen Massage, auch Meridian-Druckpunktmassage genannt. Sie löst blockierte Energien. Durch die Ausübung von Druck (kreisende, pressende, drückende Bewegungen) auf bestimmte Punkte der Lebensenergie-bahnen (Meridiane) des Körpers werden blockierte Energien freigesetzt und Spannungen oder Schmerzen gelöst.

Akupunktur

> Chinesische Originalbezeichnung: „Zhen-Jiu" (Nadelstechen und Brennen). Der traditionellen chinesischen Medizin entstammende und inzwischen von der westlichen Schulmedizin anerkannte Therapiemethode, bei der Akupunkturnadeln aus Stahl, Silber oder Gold an speziellen Punkten in die Haut gestochen werden, um Störungen des Organismus auszugleichen und Schmerzen zu behandeln, auch mit Laser möglich. Die Akupunktur basiert (wie auch Akupressur) auf der Erkenntnis, dass Energiebahnen (Meridiane) den Körper durchziehen, wobei einzelne Meridianpunkte mit bestimmten Körperteilen oder Organen korrespondieren. Die feinen Akupunkturnadeln stimulieren solche Punkte und setzen den Energiefluss in Gang.

Algenbehandlung

> Packungen, basierend auf der Verwendung gezielt ausgewählter Meeresalgenarten. Sie sollen Stoffwechselprozesse fördern, entschlacken, Feuchtigkeit spenden und Diäten unterstützen. Teilweise werden dazu passend Algenkapseln zur oralen Einnahme empfohlen, da Spurenelemente, Mineralstoffe, Vitamine und Aminosäuren von innen und außen gleichzeitig angewandt, die ideale Einsatzform darstellen.

Ambulante Badekur

> Mindestens dreiwöchige „offene Badekur", die nach der Gesundheitsreform alle drei Jahre gewährt und teilweise nach medizinisch festgestellter Indikation durch die Kassen getragen werden kann. Bei solchen Kuren bietet sich eine Kombination mit Wellness-Aktivitäten an.

Anti-Ageing

> Bemühungen von Instituten und Privatpraxen mittels finanzaufwändiger Tests mit erheblichem technischem Aufwand, Beratung den aktuellen Stand von Alterungsprozessen zu diagnostizieren, meist kombiniert mit der Empfehlung spezieller Vitamin-, Hormon- oder Nahrungsergänzungspräparate, präparativer und apparativer kosmetischer Behandlungen, bestenfalls Trainings in gesünderer Lebensweise (Ernährung, Bewegung, Stressabbau, Mentaltraining), um den biologischen Alterungsprozess und Alterserscheinungen hinauszuzögern. Es gibt keine stichhaltigen Studien zum Nutzen und vor allem zu den Risiken, beispielsweise zu Melantonin oder DHEA.

---

[37] Die folgenden Ausführungen sind den Lektüren von *Bullinger u.a.* (2001), S. 155-180 sowie der *Verbraucherzentrale Nordrhein-Westfalen* (2001), S. 78-97 entnommen.

Aqua Balancing

Bewegung und Massage durch einen Therapeuten in 35°C. warmen Wasser, was gegen Stress und bei seelischen und körperlichen Blockaden helfen soll, eingesetzt.

Aromatherapie

Bereits im Altertum angewandte Therapien auf der Grundlage ätherischer Öle. Begründer der modernen Aromatherapie ist der französische Chemiker Rene-Mairice Gattefosse´, der 1910 nach einem Laborunfall seine verbrannten Hände mit Lavendelöl zu heilen versuchte. Ätherische Öle werden aus Blüten, Blättern, Nadeln oder Wurzeln gewonnen. Über die Atemwege und die Haut nimmt der Organismus die Wirkstoffe auf und überträgt sie zum Gehirn. Von dort beeinflussen sie das vegetative Nervensystem. Aromatherapien haben eine zugleich entspannende und heilende Wirkung. Durch Wickel, Bäder, Massagen, Kompressen und Inhalation werden die Selbstheilungskräfte optimiert. Keimtötende Öle sollen dabei oft stärker als Antibiotika wirken.

Atemtherapien

Richtiges Atmen als Voraussetzung für körperliche, geistige und seelische Entspannung und Gesundheit. Durch spezielle Atemtechnik wird der Energiefluss im Organismus beeinflusst. Dazu gehören z. B.:
-Die von St. und Ch. Grof entwickelte und als Atemarbeit holotrope bezeichnete Methode der Selbsterfahrung und Behandlung psychosomatischer Erkrankungen. Durch verstärkte Atmung bei lauter Musik sollen Heilungsaktivitäten der Psyche und des Körpers aktiviert werden, die zur Auflösung von (vermutlich in der Lebensphase unmittelbar vor und nach der Geburt entstandenen) psychosomatischen Grundmustern führen. Nach Entspannungsübungen folgen Atemübungen in der Gruppe. Danach wird über das Erlebte gesprochen. Zusätzlich erfolgen Meditationen und intuitives Malen;

-die Atemtherapie nach Middendorf (benannt nach der 1910 in Berlin geborenen Gymnastiklehrerin Ilse Middendorf), bei der das bewusste, „erfahrbare" Atmen in den Mittelpunkt gestellt wird. Damit soll insbesondere der vegetative Atemrhythmus angesprochen werden. Den wichtigsten Inhalt der Atemarbeit bilden die Dehnungen des gesamten Körpers, die sogenannten Druckpunktübungen (d.h. die Stimulation bestimmter Punkte, z. B. an Fingerkuppen und Fußsohle), das „Schweigende Tönen von Vokalen" und das Bewegen aus dem Atem heraus, wobei das Atmen bewusst wahrgenommen wird.

Autogenes Training

Klassische autosuggestive Entspannungsmethode. Man konzentriert sich im Sitzen oder Liegen auf einzelne Körperteile und sagt sich Formeln wie („Mein linker Arm wird schwer") vor. Dabei stellt man sich Empfindungen von Schwere, Wärme oder Kühle vor und entspannt sich. Sechs Grundübungen beziehen sich auf die Entspannung der Muskeln, der Atmung, des Herzens, der Leiborgane, der Blutgefässe und des Kopfes. Dadurch sollen unwillkürliche Körperfunktionen wie Puls, Atmung, Muskelspannung oder Darmtätigkeit willentlich gesteuert werden. Autogenes Training kann bei Einschlafen helfen, bei Asthma, psychischen und Schlafstörungen. Regelmäßiges Üben ist dabei wichtig und sinnvoll.

Ayurveda

Altindische, ganzheitliche Lehre des Heilens und der Vorbeugung. Im Zentrum steht die Lehre von den drei Doshas (Vata, Pitta und Kapha), die die Eigenschaften und damit den Konstitutionstyp eines Menschen bestimmen sollen. Deren Qualitäten sollen durch die Mischung der Elemente Feuer, Wasser, Erde, Luft und Raum festgelegt sein. Das System des Menschen zu seiner Umwelt soll im Gleichgewicht gehalten werden. Bei Ungleichgewicht sollen Krankheiten entstehen, sodass die

Balance in allen Lebensbereichen wiederherzustellen ist. Eine gründliche Diagnose umfasst u.a. die Untersuchung von Puls, Haut, Urin, Stuhl, Körpersprache und Gespräche über die häusliche Situation, das Umfeld und die Ernährung. Eine Vielzahl von Methoden (Reinigungskuren, Behandlungen entsprechend dem Konstitutionstyp, eine Diätkost und spezielle Ernährung, Meditation und Yoga, pflanzliche und mineralische Mittel, Ganzkörpermassagen, Ölbehandlungen des Kopfes, der Augen, Nase und Ohren, Dampfbäder, Wärmetherapien, Farb-, Aroma- und Musiktherapie) kommen zum Einsatz, um die Harmonie von Körper, Geist und Seele wiederherzustellen. Häufig kommt bei Wellness-Programmen nur ein Ausschnitt aus der Gesamtlehre zum Einsatz. In Deutschland haben Ärzte und nicht-ärztliche Gesundheitsberater sich oft nur in einem einwöchigen Kurs die Grundzüge von Ayurveda angeeignet. Ayurveda wird angewandt zur Frühbehandlung von Befindlichkeitsstörungen und Besserung von chronischen Krankheiten.

Bachblütentherapie

Von dem walisischen Arzt Edward Bach (1886-1936) entwickelte Therapie zur Behandlung von 38 angenommenen negativen Seelenzuständen mit entsprechend ausgewählten Blütenmitteln. Dem liegt die Auffassung zugrunde, dass Krankheiten primär das Ergebnis von Konflikten zwischen dem so genannten höheren Selbst und der eigenen Persönlichkeit seien und damit im Grunde durch negative Gemütszustände hervorgerufen werden. In den Essenzen der von Bach ausgewählten 38 Blüten sah er als Mittel, um solche negativen Seelenzustände zu überwinden und damit die Krankheitsursache auszuschalten. Die für die Heilung benötigten Blüten werden morgens gepflückt und in frischem Quellwasser solange ausgezogen, bis sie welken. Die Flüssigkeit wird dann in Cognac oder Brandy konserviert und vor der Anwendung wieder verdünnt. Die unterschiedlichen Essenzen können tropfenweise eingenommen oder äußerlich angewandt werden. Die Anwendung erfolgt bei emotionalen Beschwerden, Verhaltensstörungen, in Stress-Situationen und teilweise auch bei anders nicht mehr therapierbaren chronischen Erkrankungen. In Deutschland sind die Bach-Blütenmittel nicht als Arzneimittel zugelassen, werden aber vor allem im Bereich der Selbstmedikation häufig angewendet.

Balneotherapie

Bäder und Balneotherapien sind zunächst unterschiedliche Verfahren des Eintauchens des Körpers (Vollbad) oder von Körperteilen (Teilbad) in ein Medium wie Wasser, aber auch Dampf (Dampfbad), Schlamm (Peloidbad) oder Gas (Luftbad). Wirkungen werden durch Auftrieb, hydrostatischen Druck, Viskosität, thermische Eigenschaften (Temperatur) und Badezusätze erzielt. Angeboten werden u.a. Heu-, Sole-, Römer-, Milch-, Rasul-, Honig-, Jod-, CO^2-, Dampf-, Bürsten-, Luftperl-, Thermal- und Luftsprudelbäder. Dazu gehört auch die Behandlung durch Bäder, die aus natürlichen Heilquellen (Mineralien, Kohlensäure, Sole, Schwefel), Schlamm (Fango, Schlamm, Schlick) und Meerwasser gespeist werden. Die Anwendung erfolgt in Form von Bädern und Packungen, meist verbunden mit speziellen Massagen. Neben dem Einsatz nach ärztlicher Verordnung im therapeutischen Bereich gehören Bäder unterschiedlicher Art auch zu den auf Vorbeugung und Entspannung gerichteten Angeboten im Wellness-Bereich.

Bewegungstherapie

Gezielte, exakt dosierte Bewegungsformen, die auf den Trainingszustand bzw. die Erkrankung zugeschnitten sind, um Ausdauer, Kraft, Koordination und Beweglichkeit zu trainieren. Dem Ausdauertraining kommt besondere Bedeutung zu. Die Belastung des Muskels sollte so angepasst werden, dass er seinen Sauerstoffbedarf aus dem Blut noch decken kann, der Stoffwechsel also aerob ist. Wichtig: das Aufwärmen mit Dehnübungen. Langsam beginnen, Überanstrengung vermeiden, genügend Ruhepausen einlegen und langsam ausklingen lassen. Regelmäßiges körperliches

Training drei- bis viermal pro Woche, mindestens 20, besser 30 Minuten stärkt den Kreislauf, das Herz, die Atmung und den gesamten Bewegungs- und Stützapparat. Es fördert die Anpassungsfähigkeit und erhöht die körperliche Leistungsfähigkeit. Das Training der Koordination schützt vor Unfällen und Stürzen. Durch Ausdauertraining und gezielte Krankengymnastik wird die im Alter abnehmende Beweglichkeit und Gelenkigkeit erhöht. Die Kräftigung der die Wirbelsäule tragenden Rücken- und Bauchmuskeln mit Ausdauertraining und regelmäßiger Gymnastk ist besonders wichtig bei Rückenschmerzen.

Biofeedback

Form der Rückkopplung körperlicher Vorgänge über Elektroden auf der Haut. Mittels eines Messgerätes wird die Reaktion eines Menschen (z.B. Atmung, Blutdruck, Herzfrequenz, Muskelanspannung, Körpertemperatur, Hautwiderstand) auf bestimmte Aufgaben, stimulierende Bilder, optische, akustische oder elektronische Signale getestet. So wird beispielsweise diagnostiziert, wie stark jemand gestresst ist. Therapeutisches Ziel kann sein, durch die Stimulation bestimmter Reize körperliche Vorgänge wie Muskelspannung, Herzfrequenz oder Hautwiderstand zu fördern oder zu unterdrücken und dadurch die Krankheit zu lindern oder zu heilen.

Cranio-Sacral-Therapie

(Schädel-Kreuzbein-Therapie). Diagnose- und Therapieverfahren, das von dem amerikanischen Osteopathen William Garner Southerland (1873-1954) in den 30er Jahren des 20. Jahrhunderts beschrieben und von dem amerikanischen Chirurgen John E. Upledger 1970 weiterentwickelt wurde. Grundlage der Cranio-Sacral-Therapie ist die Annahme, dass sich die Cerebrospinalflüssigkeit, die Hirn und Rückenmark mit Nährstoffen versorgt und Schlacken abtransportiert, wellenartig im Membransystem der Hirnhäute, d.h. vom Schädel (Cranium) bis zum Kreuzbein (Sacrum), ausdehnt und mit der Absorption durch die Hirnhäute wieder zurückgeht. Dieser im gesamten Körper spürbare sogenannte CS-Rhythmus erfolgt mit einer regelmäßigen Frequenz von 8 bis 14 Zyklen pro Minute. Innerhalb dieser Frequenz ist der Rhythmus bei jedem Menschen unterschiedlich, bleibt aber selbst bei körperlicher Belastung immer konstant beim individuellen Frequenzwert. Bei chronischen Erkrankungen weicht er jedoch nach unten und bei akuten Erkrankungen nach oben ab. Das rhythmische Pulsieren bewegt die einzelnen Knochen vom Schädel bis zum Kreuzbein. Sind diese durch Verhärtungen des Bindegewebes nicht mehr zueinander elastisch, entsteht ein Flüssigkeitsdruck, der an Hirn und Rückenmark weitergegeben wird und zu zahlreichen Beschwerden führen kann. Ziel der Cranio-Sacral-Therapie ist es, Ungleichgewichte und Störungen des Rhythmus durch bestimmte osteopathische Behandlungstechniken zu beheben. Die Lösungstechniken sind vorwiegend passiver Art und bestehen aus feinen Manipulationen und Stellungskorrekturen bestimmter Schädelknochen. Die Cranio-Sacral-Therapie hat sich bewährt bei Stress, Verspannungen, psychoso-matischen Erkrankungen, Krampfleiden, Kopfschmerzen, Tinnitus, Konzentrationsstörungen sowie Schulter-, Arm- und Rückenbeschwerden (die Anwendung sollte nur durch Ärzte und zugelassene Heilpraktiker erfolgen).

Dampfbäder

Schwitzbad durch Wasserdampf bei einer Temperatur von 37,5° bis 60°C. Es wird unterschieden zwischen Teildampfbädern, Volldampfbädern, russisch-türkischen, russisch-römischen, finnischen und einem irisch-römischen Bad. Bei Teilbädern wird der Dampf auf einzelne Körperpartien gelenkt, beim Kopfbad nur der Kopf bearbeitet und beim Dampfkastenbad lediglich der Kopf ausgespart. Bei Volldampfbädern wird ein ganzer Raum unter Dampf gesetzt. Beim finnischen Bad (Sauna) handelt es sich um trockene Heißluft mit gelegentlichen Dampfstößen in Form von Aufgüssen. Das russisch-türkische Bad besteht aus einem Dampfbad in einem Raum mit Kabinen oder verschiedenen Etagen. Ein russisch-römisches Bad besteht aus mehreren

Räumen mit unterschiedlichen Temperaturen. Beim irisch-römischen Bad wird gewechselt zwischen Heißluft- und Dampfbadräumen unterschiedlicher Temperaturen.

Day-Spa

Tages-Spa (benannt nach dem belgischen Badeort Spa), auch als altrömischer Spa-Gedanke – „Sanus per Aquam" – bekannt, werden Tagesschönheitsfarmen oder zumeist besonders luxuriöse Entspannungsoasen z. B. in Großstädten (City-Spa) genannt. Solche Einrichtungen verfügen in der Regel über ein umfangreiches Relax-, Entspannungs-, und Beautyangebot mit Lifestylecharakter. Manchmal werden mit Spa auch Kosmetik- und Körperpflegeprodukte bezeichnet, die oftmals auf Algen, Mineralsalzen oder auch Schlamm, z.B. aus dem Toten Meer, beruhen.

Fangokur

Packungen mit Heilschlamm aus Tonerde vulkanischen Ursprungs. Fango bindet besonders gut Wärme und Kälte. Er wird in Verbindung mit Paraffin als Körperpackung in Massagepraxen verwendet. Der Originalschlamm wird körperwarm oder heiß zu Bädern, Pulver mit Heilwasser warm oder kalt zu Bädern oder Packungen verarbeitet. Hauptanwendung bei Rheuma, ergänzt durch Massagen und Thermalbäder.

Farb(licht)therapie

Therapeutischer Einsatz von Licht und Farben. Dabei wird besonders die psychologische Wirkung von Farben genutzt. Danach kann die „biologische Information" bestimmter Schwingungen des Farblichts genutzt werden, um beispielsweise tonisierende (Gelb, Orange, Rot) oder sedierende (Blau, Grün, Violett) Wirkungen zu erzielen. Bei der Mora-Color-Therapie werden durch spezielle Geräte erzeugte Farbschwingungen zur Heilung eingesetzt. Eine weitere Form ist die Farbakupunktur, bei der die Farbeinwirkung auf die Akupunkturpunkte eine energetische Wirkung hervorrufen soll. Eingesetzt wird die Farb(licht)therapie bei Schmerzen, Depressionen, Allergien, Schlafstörungen und chronischen Entzündungen (oft begleitet von mentalem Training, bestimmten Yoga-Positionen, Aromen etc.) Die Methode ist wissenschaftlich umstritten.

F.-X.-Mayr-Kur

Entwickelt vom österreichischen Arzt Dr. F.X. Mayr mit den Prinzipien Schonung (Erholung und Regeneration der Verdauungsorgane durch Teefasten und Milch-Semmel-Diät mit Eiweißzulage), Säuberung (Entschlackung und Entgiftung durch Trinkkuren, Abführen und Bauchmassage) und Schulung (Einüben einer Esskultur mit kleinen Portionen und gründlichem Kauen). Die Theorie der Entgiftung ü. Ä. ist nicht belegt; die Kur sollte durch einen Mayr-Arzt begleitet werden.

Fußreflexzonenmassage

Die Methode hat sich auf der Grundlage jahrtausendealten Wissens zu einer heute häufig angewandten Therapieform entwickelt. Sie beruht auf der Massage bestimmter Areale an den Fußsohlen zur reflektorischen Beeinflussung von Organen, die mit diesen Punkten in Verbindung stehen. Durch die Massagen werden die Selbstheilungskräfte gestärkt. Sie haben aber auch eine entspannende Wirkung und helfen beim Stressabbau.

Hamam

Orientalisches Dampfbad mit exotischen Aromen und angenehmer Strahlungswärme, auch Schwitzbad, bei dem die Lufttemperatur 40-45°C. beträgt und die Luftfeuchtigkeit bei ca. 100% liegt. Die durch hohe Luftfeuchtigkeit und Hitze erzeugte Schweißbildung aktiviert den Stoffwechselprozess.

Heilfasten

Unter dem Begriff sind unterschiedliche Formen des therapeutischen Fastens (in der Regel unter ärztlicher Aufsicht) subsumiert. Einschränkung der Nahrungszufuhr, nicht nur primär zur Gewichtsreduktion, sondern zur Behandlung von Stoffwechselerkrankungen und chronischen Krankheiten. Heilfasten wird aber auch als Möglichkeit der Selbsterfahrung und zur Umstellung des Lebensstils verwendet. Es gibt verschieden Methoden, z.B. Buchinger-Fasten als Heilfasten mit Fruchtsäften, Gemüsebrühe und Tee, auch ergänzt durch Bewegungs-, Physio- und Psychotherapie, Entspannung und Gesundheitsschulung. Die Theorien über Entgiftung und Entschlackung sind wissenschaftlich nicht belegt. Heilfasten kann auch Gesunden empfohlen werden.

Hildegard-Medizin

Nach der Benediktinernonne Hildegard von Bingen (1098-1179) benanntes, stark religiös geprägtes Naturheilsystem, das die seelisch-leibliche Ganzheit des Menschen berücksichtigt und auf sechs „goldenen Lebensregeln" aufbaut. Sie sollen eine Ordnung und ein Lebensgefühl vermitteln, an denen sich die allgemeine Lebensführung orientiert.

Homöopathie

Von Samuel Hahnemann (1755-1843) begründetes, auf Naturheilverfahren beruhendes Therapieprinzip. Bei der Homöopathie handelt es sich um ein allgemein anerkanntes alternatives Heilverfahren, das nur von zugelassenen Heilpraktikern (Homöopathen) angewandt werden darf.

Hydrotherapie

Reize durch Wasseranwendungen – flüssig oder als Dampf -, um den Stoffwechsel und Kreislauf anzuregen, das Immunsystem zu stärken und Schmerzen zu lindern. Durch Waschungen, Abreibungen, ansteigende Teilbäder, wechselwarme Fußbäder, kalte Güsse oder Wassertreten werden milde Reize eingesetzt. Mittelstarke Reize entstehen durch ansteigende Bein-, Sitz oder Halbbäder, wechselwarme Sitzbäder, kaltes Reibesitzbad, feuchte Dreiviertelpackungen mit mittlerer Liegedauer oder Sauna. Die große Hydrotherapie umfasst Überwärmungsbäder, kalte und heiße Vollblitzgüsse, Dampfbäder und langanliegende feuchte Dreiviertel- oder Ganzpackungen und bewirkt starke Reize.

Kinesiologie (Touch of Health)

Methode aus den USA zur Physiologie der Bewegung, die als Synthese aus fernöstlichen Erfahrungen (Akupressur, Chiropraktik) und westlicher Wissenschaft (Ernährung, Bewegung) entstanden ist. Sie soll zur Stressbewältigung beitragen, indem Energieblockaden gelöst und das Energiegleichgewicht wiederhergestellt wird. Anhand eines Muskeltests sollen geschwächte Muskeln Aufschluss geben über Verspannungen, Stressoren, organische, psychosomatische Beschwerden und Ansatzpunkte zur individuellen Stressbalancierung. Durch sanften Druck des Therapeuten auf verschiedene Muskeln wird die Körperenergie beziehungsweise der Körperwiderstand gemessen. Mit verschiedenen Bewegungs- und Körperübungen und Massage bestimmter Meridianpunkte soll die innere Balance wiederhergestellt, die Selbstheilungskräfte aktiviert und ein größeres Spektrum an Handlungsmöglichkeiten deutlich werden.

Kneippkur

Ganzheitliche Naturheilmethode nach Sebastian Kneipp (1821-1897), die auf den fünf Säulen Wasser, Vollwerternährung, Bewegung, Pflanzenheilkunde und einer natürlichen Lebensordnung (Mäßigkeit – Regelmäßigkeit) basiert. Bekannt sind die wechselnd kalten und warmen Wasseranwendungen, z.B. Teil- und Vollbäder, Güsse, Wassertreten und Wickel, die den Kreislauf und Stoffwechsel anregen. Die Kneippkur findet Anwendung bei Herz- und Kreislauferkrankungen und bei

Erschöpfung. Sie dient allgemein zur Abhärtung und Vorbeugung mit dem Ziel der langfristigen Umstellung auf eine Lebensführung im Einklang der Natur, aber auch zur Rehabilitation und Linderung von Schmerzen.

Laser-Akupunktur

An bestimmten Stellen (Akupunkturpunkten) wird die Haut mit gebündeltem Licht bestrahlt. Stoffwechsel und Bindegewebe werden stimuliert und gestrafft. Ärzte und HeilpraktikerInnen dürfen auch tiefgreifendere Bestrahlungen anwenden (z.B. als Heilbehandlungen nach OP). In der angewandten Kosmetik werden ausschließlich sogenannte Soft-Laser verwendet, da diese die Haut weder erwärmen noch zerstören.

La-Stone-Therapie

Statt mit den Händen wird hier mit 50° C. warmen Basalsteinen gearbeitet, die auf die Akupunkturpunkte gelegt werden. Der thermische Effekt löst Verspannungen, regt die Durchblutung an und soll die Selbstheilungskräfte stärken.

Meditation

In Indien und Japan entwickelte „Reise nach Innen", bei der man die Aufmerksamkeit auf den Atem und nach innen lenkt und ohne Wertung die eigenen Gedanken und Gefühle betrachtet. Dadurch wird Stille und Selbsterkenntnis gewonnen, man bekommt Abstand, der Geist wird zur Ruhe gebracht und das vegetative Nervensystem schaltet um auf Entspannung. Der Mensch lernt, in sich zu versinken und dabei loszulassen. Bei der Meditation wird meist gesessen. Man schließt die Augen oder schaut ins Leere. Die Aufmerksamkeit kann auf ein bestimmtes Wort (z.B. Ruhe oder Frieden), auf Musik, einen Gegenstand oder einen Gedanken gelenkt werden. Meditative Übungen tragen dazu bei, sich zu entspannen, gelassener zu werden, Abstand zu alltäglichen Problemen zu bekommen und die eigene Mitte zu finden. Viele Stressschulen empfehlen tägliche Meditationen.

Medizinische Bäder

Bäder mit Medikamentenzusatz. Es wird unterschieden zwischen Duschen, Güssen, Teil- und Vollbädern und zwischen natürlichen Bädern aus Heilquellen und künstlichen Bädern, denen medizinisch wirksame Mittel zugefügt werden. Bei bestimmten Erkrankungen wirken Heilwasser, Wärme und Medikamente im Verbund: Baldrianbäder bei Schlafstörungen, vegetativer Labilität und Nervosität, Haferstrohbäder bei neurologischen, rheumatischen Erkrankungen und Schlafstörungen und Heublumenbäder bei nervösen, rheumatischen Erkrankungen oder Schlafstörungen.

Mentales Training

Gedächtnistraining zur Verbesserung der Merk- und Konzentrationsfähigkeit oder auch psycho-soziales Training mit Visualisierungs-, Imaginations-, meditativen Übungen und Phantasiereisen, um Verhaltensweisen in angespannten und schwierigen Situationen zu verbessern oder eine optimistischere Einstellung oder Umwertung von nicht veränderbaren Belastungen zu entwickeln. Trainer sollten über eine psychologische, pädagogische oder ähnliche berufliche Fachkompetenz verfügen.

Progressive Muskelentspannung nach Jacobsen

Leicht zu erlernende, wirkungsvolle und auch allein anzuwendende Entspannungs-methode des amerikanischen Internisten E. Jacobsen. Der Wechsel zwischen aktiver Muskelan- und entspannung lindert stressbedingte Beschwerden, wirkt sich positiv auf den gesamten Körper aus und macht ruhig und gelassen. Es werden nacheinander die verschiedenen Muskelgruppen des gesamten Körpers (wie Faust-, Arm-, Bein-, Nacken-, Schulter-, Rücken-, Bauchmuskulatur) im Sitzen oder im Liegen bewusst angespannt. Die Spannung wird fünf bis zehn Sekunden gehalten, ehe sie wieder gelöst wird. Die Entspannungsphase soll 30 Sekunden dauern.

Entscheidend ist die bewusste Wahrnehmung des Unterschieds zwischen Anspannung und Entspannung der Muskulatur. Die Konzentration auf den Wechsel der Empfindungen bewirkt, dass die Entspannung bewusst erlebt wird. Die Methode wird bei Stress, Verspannungen, Nervosität, Schlafstörungen und Schmerzen angewandt.

Phyto-Therapie

Lehre von der prophylaktischen und therapeutischen Nutzung der Heilpflanzen. Pflanzenteile werden zu Extrakten, Tinkturen und Aufgüssen verarbeitet. Sie haben in der Regel weniger Nebenwirkungen als chemisch hergestellte Medikamente. Die Herstellung und Anwendung phytotherapeutischer Produkte muss den Anforderungen des Arzneimittelgesetzes an Qualität, Wirksamkeit und Unbedenklichkeit entsprechen.

Qi Gong

Populäre Atem- und Meditationstherapie der traditionellen chinesischen Medizin, die auf den Arzt Hua Tuo (112-207) zurückgeht. Qi Gong vereint die drei Dimensionen Shen (geistige Konzentration und Ruhe), Qi (das Leiten des Atems über die Meridiane) und Xing (die Ausführung bestimmter, den Bewegungen der fünf Tiere Kranich, Bär, Hirsch, Affe und Tiger nachempfundener Übungen). Durch Konzentration, bewusstes Atmen und regelmäßige Bewegungsfolgen werden natürliche Abwehrkräfte und Vitalität gesteigert sowie Spannungen abgebaut.

Rasulbad

Orientalisches Reinigungs- und Pflegezeremoniell: Unterschiedliche Schlammarten werden aufgetragen und mit Dampf und Kräuterdüften erwärmt; anschließend reibt man sich wie bei einem Peeling ab.

Reiki

Japanische Methode, die auf die Beseitigung von „Energieblockaden", Stress, mentalen Problemen, funktionellen Störungen und Schmerzen abzielt und gegen Muskelver-spannungen, Schlafstörungen, Rheuma und hohen Blutdruck helfen soll. Bei dieser Regulationstherapie sollen dem angekleideten Patienten durch Handauflegen auf bestimmte Körperstellen, die sieben Energiezentren (Chakren), der Energiefluss harmonisiert und die Selbstheilungskräfte aktiviert werden. Die Heilwirkungen sind nicht seriös dokumentiert.

Römisches Bad

Die römische Badekultur steht in einer langen Traditionskette, die bis zu den alten Hochkulturen des Nahen Ostens und des östlichen Mittelmeerraumes zurückgeht. Neben ihrer der Hygiene und Körperpflege dienenden Bestimmung hatten die römischen Bäder immer auch eine kulturelle und kommunikative Funktion, die – teilweise ganz bewusst – auch in heutigen Anlagen gepflegt wird. Als Schwitzbad besteht das römische Bad aus drei unterschiedlich heiß-warmen, mit Becken und Wannen ausgestatteten Räumen: Tepidarium (Vorwärmeraum), Laconium (trocken-heißes Schwitzbad) und Caldarium (feucht-heißes Schwitzbad). Die Wirkung ist entspannend, das Immunsystem wird gestärkt, und Erkältungskrankheiten wird vorgebeugt.

Sauerstoff-Therapien

Umfasst mehrere unterschiedliche Möglichkeiten der Verabreichung von zusätzlichem Sauerstoff z.B. durch Einatmung, durch intravenöse Vergabe (Sauerstoffinfusionstherapie) oder über ein Sauerstoffbad. Auch die Sauerstoff-Mehrschritt-Therapie nach Manfred von Ardenne (1907-1997) ist hier einzuordnen.

Schrothkur

Naturheilkundliche Ernährungstherapie nach Johannes Schroth (1798-1856). Zur Kur gehört die Anwendung feuchtwarmer Wickel zur Stimulation der Wärmeproduktion, begleitet von einer fett-, protein- und salzarmen Kost ausgerichteten Diät. Dabei erfolgt ein periodischer Wechsel von drei Trockentagen (Schrotbrei, Schrotsemmeln, Vollkorn- und Knäckebrot sowie Trockenobst) und zwei kleinen und zwei großen Trinktagen, an denen 1 bzw. 2 Liter Flüssigkeit eingenommen werden. Die Kur dauert drei bis vier Wochen.

Shiatsu

Japanische Variante der Akupressur. Shiatsu (Shi= Finger, Atsu= Druck) wird dort als Druckmassage gegen Müdigkeit, Erschöpfung und Nervosität angewendet. Mit sanftem Druck von Fingern, Daumen und Handflächen sollen der Energiefluß angeregt, die Stauung der Energie aufgelöst und die Selbstheilungskräfte mobilisiert werden. Manchmal kommen auch Ellenbogen und Füße zum Einsatz. Der Therapeut massiert den bekleideten Menschen mit kreisenden Bewegungen und drückt die Bereiche rund um Schmerz- und Akupunkturpunkte oder entlang der Meridiane. Shiatsu aktiviert im Unterschied zur Akupressur circa 100 Druckpunkte. Die Druckmassage als Selbstbehandlung oder Partnermassage gilt als empfehlungswert, wenn durch ärztliche Untersuchung evtl. notwendige Behandlungen versäumt werden.

Tai-Chi-Chuan

Altchinesische Bewegungskunst, auch bekannt als „Schattenboxen". Sie ist Bestandteil der Traditionellen Chinesischen Medizin und soll Körper und Geist entspannen, Gesundheit und Vitalität erhalten. „Tai" bedeutet Körper. „Chi" oder „Qi" steht für Lebensenergie, die alle Lebensvorgänge leiten soll. Meditative Bewegungen und Elemente der Selbstverteidigung werden nach den vom Trainer vorgeführten Mustern durchgeführt. Weiche, langsam ausgeführte fließende Bewegungen werden mit dem Bewusstsein und Atem koordiniert und sollen zu innerem Gleichgewicht führen. Für die Ausführung der Übungen ist hohe Konzen-tration erforderlich. Ziel ist es, blockierte Energien zu lösen, Körper, Geist und Seele in Einklang zu bringen, Agressionsenergien abzuleiten und Ruhe in sich zu finden. Eine entspannte, gesunde Körperhaltung wird eingeübt. Die Bewegungen werden fließender. Es werden nicht nur Muskeln und Gliedmaßen trainiert, sondern auch die Konzentration und Ausdauer. Herz und Kreislauf werden angeregt, die Atmung wird ruhiger und Stress abgebaut.

Thalassotherapie

Vom griechischen „Thalassa", Meer. Thalassotherapie bedeutet die Behandlung mit den Heilfaktoren des Meeres – Meerklima, Meerwasser oder Meeresschlick. Es wirken Klimareiz, Meersalz und Spurenelemente wie Jod. Bei Thalassokuren wird zu Beginn ein mit dem Arzt abgestimmter Behandlungsplan festgelegt. Die klassische Thalassotherapie sieht drei bis vier Einzelbehandlungen vor: Algenanwendungen, Wassergymnastik im Meerwasser-Schwimmbecken, Meerwasser-Sprühduschen, Massagen, Unterwasser-Druckstrahl-massagen, Strahlduschen, (Sprudel)- Bäder, Schlickanwendung, Meerwasser-Aerosole (Inhalieren von mit ätherischen Ölen angereichertem Meerwasser-Nebelgemisch) oder Heilgymnastik. Möglich sind auch Behandlungen in Form von Masken, Packungen, Wickeln, Algenkapseln und Trinkampullen. Der Begriff Thalassotherapie ist rechtlich nicht geschützt: Manche sprechen schon von Thalassotherapie, wenn Meeresprodukte als Zusatz- und Heilmittel in der Kosmetik eingesetzt werden oder streuen lediglich ein bisschen Algenpulver oder/und Salz ins Badewasser. Der 1. Europäische Kongress für Thalassotherapie hat im Januar 2002 u.a. folgende Qualitätskriterien für Thalasso-Zentren festgelegt. Das Zentrum muss direkt am Meer liegen, Verwendung frisch geschöpften Meerwassers; Beschäftigung eines oder mehrerer Ärzte sowie eines

Teams von Masseuren, Hydrotherapeuten und Sportlehrern; begleitende Angebote gesundheitsbildender Maßnahmen zur Entspannung, Ernährungsumstellung und zu körperlicher Aktivität. Die Thalassotherapie soll – richtig angewendet – bei chronischen Erkrankungen der Atemwege, der Haut, bei Kreislaufinstabilität, Gelenkkrankheiten und Entwicklungsstörungen bei Kindern Besserung bringen. Der Thalassotherapie wird zugeschrieben, den Körper zu straffen oder gegen Infektanfälligkeit, Rückenschmerzen, Rheuma, Bindegewebsschwäche, Stress und Übergewicht zu wirken. Vorsicht ist bei Jod-Überempfindlichkeit angezeigt.

Traditionelle Chinesische Medizin (TCM)

Die TCM hat ihre Wurzeln in der konfuzianischen und taoistischen Philosophie. Diese streben die körperlich-geistige Harmonie an. In der TCM wird davon ausgegangen, dass Körper, Geist und Seele eine Einheit bilden und gemeinsam zu behandeln sind. Sie zielt auf eine Balance der Energien, eine Harmonie der Gegensätze „Yin" und „Yang", die Lebensenergie „Qi" hervorbringen. Äußere und innere Ursachen können Krankheiten bewirken: Wettereinflüsse, Gefühle, Überanstrengung, Verletzungen, Ernährungsfehler etc. Bei Krankheiten entsteht ein Ungleichgewicht und der normale „Fluss" der Lebensenergie „Qi" ist gestört. Der Arzt stellt die Diagnose durch Fragen, Betrachten, Hören, Riechen, Betasten und eine spezielle Puls- und Zungendiagnose. Durch in Deutschland nicht zugelassene Kräutermixturen, die auch tierische Produkte enthalten können, die Druck-massage Akupressur, Akupunktur und die chinesische Ernährungslehre soll das Gleichgewicht der Organsysteme wiederhergestellt und das „Qi" wieder zum Fließen gebracht werden. Tai Chi Chuan und Qi Gong werden auch zur TCM gezählt. Eine ärztliche Diagnose vorausgesetzt kann die TCM-Behandlung nur zur Linderung von psychosomatischen Beschwerden und chronische Erkrankungen empfohlen werden. Organveränderungen und Krebserkrankungen können nicht rechtzeitig erkannt und fachgerecht therapiert werden.

Yoga

Aus Indien stammende Kunst der bewussten Entspannung. Hata Yoga, die in Deutschland meistpraktizierte Form, ist ein Körpertraining, mit dem die Balance zwischen körperlichem und seelischen Wohlbefinden hergestellt werden soll. Wirkt beruhigend auf das Nervensystem, hält die Gelenke beweglich, sehr gut bei Rücken- und Haltungsschäden.

Über die Autorin

Kirsten Hermes studierte Sozialpädagogik und Gesundheitswissenschaften in Hamburg. Nach erfolgreichem Abschluss in 2004 und mehrjähriger EU- Forschungsarbeit zu sozialethischen Empfehlungen bei der Quarantänisierung im Pandemiefall, veröffentlichte sie verschiedene Artikel aus dem Bereich der Gesundheitswissenschaften. Seit 2012 ist sie als Beraterin und freie Autorin im umweltmedizinischen Bereich zu gesundheitlichen Langzeiteffekten durch anthropogenen tieffrequenten Schall in Berlin tätig.